Em *Reforma sexual*, Aimee Byrd nos mostra de forma maravilhosa por que a igreja contemporânea necessita de nada menos que uma reforma em sua visão sobre sexualidade se queremos que nossas opiniões sobre o assunto ressoem mais plenamente com a visão bíblica. Byrd poderosamente nos chama a descobrir uma canção mais profunda por meio da qual nossa existência corpórea como homem e mulher pode ser entendida em relação ao grande casamento do céu e da terra, tornado possível por meio da encarnação e da ceia das bodas do Cordeiro.

— **Timothy C. Tennent**,
presidente do Seminário Teológico Asbury

Este é um livro que fará bem à sua alma. Em meio a debates importantes sobre o significado de masculinidade, feminilidade, autoridade e submissão, Aimee nos convida a olhar além e escutar o doce canto de Jesus apontando-nos a sexualidade redentora centrada em si mesmo. Em vez de ver uns aos outros como rivais pelo poder, cantemos juntos sua canção — o Cântico dos Cânticos — e nos abracemos como dádivas. Que esta canção da reforma sexual nos conduza à nossa dança de celebração!

— **Sheila Wray Gregoire**, autora de *Em defesa do sexo incrível* (Pilgrim/ThomasNelson Brasil)

Viva a reforma! Aimee Byrd nos chama de volta às Escrituras, e, especificamente, a Cantares, como uma forma de reorientar nossas visões caídas sobre pessoalidade, sexualidade e o amor de Cristo por sua noiva. O livro é um rico exercício de imaginação cristã, nascido das Escrituras, enraizado na tradição e inflamado pelo Espírito Santo. Tome e cante!

— **Joshua M. McNall**, professor-associado de Teologia Pastoral, Oklahoma Wesleyan University

Mais do que uma revolução, precisamos de uma reforma, e, ao implorar aos leitores que questionem os papéis hierárquicos embutidos no evangelicalismo, Byrd explica perfeitamente o porquê. Por meio do livro de Cantares, muitas vezes negligenciado, ela chama a igreja para considerar uma compreensão mais rica e robusta dos sexos e honrar a dignidade inerente e a pessoalidade corpórea de homens e mulheres. Suas ideias vão arrumar suas crenças sobre sexualidade e reformá-las para o florescimento de todos.

— **Tiffany Bluhm**, autora de *Prey tell: why we silence women who tell the truth* e *How everyone can speak up*

Esta não é uma conversa ultrapassada sobre sexo e gênero na Bíblia! Aimee Byrd entrega o que todo cristão precisa considerar: a rica tapeçaria da sexualidade entrelaçada em toda a Escritura por meio do livro de Cantares! O compromisso de Byrd com as Escrituras como a voz principal sobre o tema da sexualidade a capacita para trazer esclarecimentos únicos que não são meramente reativos às discussões de gênero — o tipo de posição que todos estamos cansados de ouvir. Sexo (em todos os sentidos da palavra) importa, mas de maneiras que muitas vezes deixamos de enxergar. Byrd nos oferece uma incursão teológica de fácil leitura e biblicamente afiada por meio da qual podemos entender quem somos e interromper nossa autodestruição. Consequentemente, o universo intelectual das Escrituras ganha vida, e nossas conversas atualmente confusas sobre sexo são iluminadas.

— **Dru Johnson**, professor-associado de estudos bíblicos, diretor do Center for Hebraic Thought e autor do livro *Filosofia bíblica* (Thomas Nelson Brasil)

Byrd afirma que precisamos de uma teologia da sexualidade mais robusta — o que significa ser homem? O que significa ser mulher? Humanos em relação uns com os outros? Muitos dos livros atuais sobre esse tema são combativos, excessivamente simplistas ou individualistas. Byrd recorre às Escrituras, especificamente ao livro de Cantares, a fim de refletir novamente sobre esses assuntos. Ela encontra ali um belo cântico de amor que mostra a beleza da unidade, da autodoação, da singularidade individual e do desejo. Ao longo de toda a jornada, Byrd aponta para o exemplo do amor de Deus feito carne em Jesus Cristo. Este livro é um ótimo ponto de partida para começarmos a avançar para além das velhas batalhas e dos impasses travados sobre esse tópico.

— **Nijay K. Gupta**, professor de Novo Testamento, Northern Seminary, e autor de *Paulo e a linguagem da fé* (Thomas Nelson Brasil)

Onde a erudição liberal diminui Cristo no livro de Cantares, Aimee Byrd o exalta de acordo com a exegese clássica. Em diálogo com grandes pregadores, de Nissa e Agostinho a Spurgeon e Jenson, Byrd desafia interpretações culturais cativas, discussões de gênero perversas e dinâmicas de poder pecaminosas entre homens e mulheres. Esse profundo entendimento bíblico demonstra por que a Noiva deve novamente honrar os profetas leigos que Deus capacita com seu Espírito para direcionar nosso desejo para a glória do Noivo.

— **Malcolm B. Yarnell**, autor de *Royal priesthood in the English Reformation*, *God the Trinity: biblical portraits* e *Who is the Holy Spirit?*

Reforma Sexual

AIMEE BYRD

Reforma Sexual

A RESTAURAÇÃO DA **DIGNIDADE PESSOAL** DE HOMENS E MULHERES

Título original: *The sexual reformation: restoring the dignity and personhood of man and woman.*
© Aimee Byrd, 2022. Traduzido e publicado com permissão da ZONDERVAN.
© da tradução Pilgrim Serviços e Aplicações LTDA., 2023.
Todas as citações bíblicas foram extraídas da Almeida Século 21, salvo indicação em contrário.

Os pontos de vista desta obra são de responsabilidade de sua autora e de seus colaboradores diretos, não refletindo necessariamente a posição da Pilgrim Serviços e Aplicações, da Thomas Nelson Brasil ou de suas respectivas equipes editoriais.

TRADUÇÃO:	Breno Nunes de Oliveira Seabra
REVISÃO:	Gabriel Lago, Giovana Staggemeier e Jean Xavier
EDIÇÃO:	Mariana Santana Souza
CAPA:	Tiago Elias
ILUSTRAÇÃO DA CAPA:	David Kim
DIAGRAMAÇÃO:	Luciana di Iorio

EQUIPE EDITORIAL

DIRETOR:	Samuel Coto
COORDENADOR:	André Lodos
EDITOR:	Guilherme H. Lorenzetti
ESTAGIÁRIA:	Bruna Cavalieri

Catalogação na publicação (CIP)
(BENITEZ Catalogação Ass. Editorial, MS, Brasil)

B999r   Byrd, Aimee
1.ed.   Reforma sexual : a restauração da dignidade pessoal de homens e mulheres / Aimee Byrd ; tradução Breno Nunes de Oliveira Seabra. – 1.ed. – Rio de Janeiro : Thomas Nelson Brasil, 2023.
272 p.; 13,5 x 20,8 cm.

Título original: The sexual reformation: restoring the dignity and personhood of man and woman.
ISBN 978-65-5689-669-4

1. Bíblia. Cântico dos Cânticos – Crítica, Interpretação, etc. 2. Feminilidade. 3. Masculinidade. 4. Sexualidade. I.Seabra, Breno Nunes de Oliveira. II. Título.
08-2023/79   CDD 261.8357

Índice para catálogo sistemático:
1. Sexualidade : Aspectos religiosos : Cristianismo   261.8357

Bibliotecária : Aline Graziele Benitez CRB-1/3129

Proibida a reprodução por quaisquer meios, salvo em breves citações, com indicação da fonte.
Todos os direitos reservados a Pilgrim Serviços e Aplicações, LTDA.
Alameda Santos, 1000, Andar 10, Sala 102-A
São Paulo, SP, CEP: 01418-100
www.thepilgrim.com.br

Dedico este livro à minha querida amiga Anna Anderson, com quem passei horas e horas caminhando e discutindo a maravilhosa tipologia aqui desdobrada.

Anna, não sei onde meus pensamentos terminam e os seus começam nestas páginas, pois suas impressões digitais estão por toda parte. Você é um presente especial do Senhor.

Sumário

Agradecimentos 13
Introdução: Continuando a Reforma 16

1. Precisamos mesmo de uma reforma? 24
2. Estamos cantando a canção errada 50
3. Nosso corpo fala 76
4. O desejo da mulher e a mulher desejosa 108
5. A sexualidade como dádiva 150
6. Às vezes o último homem de pé é uma mulher 190
7. Voz masculina e voz feminina 228

Conclusão: Imaginação escatológica 256

Agradecimentos

Este é um tipo de livro diferente dos que escrevi no passado, embora muito de seu conteúdo seja baseado em meu trabalho anterior. E, para ser completamente honesta, foi concebido em meio a muita dor. Porém, agora estou em um lugar onde posso reconhecer como a rejeição, a negligência, a traição e até o abuso espiritual me levaram a buscar a presença de Cristo. Sou grata pelas provações, pois sei das riquezas a que me levaram. Essas experiências difíceis também trouxeram clareza, o que levou ao título e ao tema deste livro.

Quero agradecer a alguns amigos importantes que influenciaram meu pensamento e auxiliaram no desenvolvimento do meu trabalho. Você notará que cito minha amiga Anna Anderson ao longo de todo o livro. Deus uniu nossas vidas de uma forma bem interessante. Como resultado, seu trabalho como acadêmica cruzou com meus próprios projetos de escrita. Compartilhamos muitos momentos de admiração pela grandeza do Deus trino e seu amor por nós, bem como várias longas "caminhadas teológicas". Fico imaginando o que as pessoas que passavam por nós pensavam, enquanto discutíamos apaixonadamente, falando e andando sem cansar a um quilômetro por minuto. Como escrevi em minha dedicação a ela, não sei onde meus pensamentos começam e os dela terminam. Tenho certeza de que, depois de vê-la em inúmeras notas de rodapé, você desejará fazer parte de nossas "comunicações pessoais" e aguardará suas futuras publicações. Sou grata por suas contribuições acadêmicas, por me apontar muitas boas pesquisas e por ter lido a maioria dos meus capítulos. Sou grata até mesmo por seus e-mails cheios de ideias brilhantes. Sobretudo, sou incrivelmente grata por sua amizade — você me ensina de muitas maneiras, e cada minuto de conversa é um profundo deleite.

Também quero agradecer a Rachel Miller e Valerie Hobbs por sua amizade, seu apoio e seu interesse teológico. Nossa amizade tem sido essencial em minha busca para restaurar a dignidade e a pessoalidade de homens e mulheres. Novamente, estas são companheiras de trabalho no processo de reforma sexual para a igreja. Por isso, passamos por alguns sofrimentos juntas, mas nos achegamos àquele que é "notável entre dez mil" (Ct 5.10).

Trabalhar com a Zondervan mais uma vez é uma honra. Sou grata pelo investimento que Katya Covrett fez em mim como autora através de seu trabalho de desenvolvimento da ideia do livro e na edição, mas também pelo tempo dedicado a me conhecer, oferecer sugestões de pesquisa, aguçar a conversa e cuidar. É um prazer trabalhar com toda a equipe da Zondervan e conhecê-los pessoalmente.

Agradecimentos

Sou grata também ao meu marido, Matt, que parece saber intuitivamente quais assuntos continuo a pesquisar. A dádiva do seu amor modela, de fato, o amor do verdadeiro Noivo, pois ele é o primeiro a amar, o primeiro a dar e o primeiro a sacrificar.

INTRODUÇÃO

Continuando a Reforma

Imagine que existe um céu. Em 1971, John Lennon lançou o que se tornou seu *single* mais vendido como artista solo, "Imagine". Por meio dessa música, ele nos pediu para imaginar um mundo sem céu, sem fronteiras geográficas e sem posses. O objetivo desse exercício imaginativo era ajudar a promover a paz, pois, segundo acreditava Lennon, se vivêssemos apenas para o hoje, não teríamos mais motivos para guerra, ganância ou fome. Se pudéssemos nos livrar das ideias de Deus, propriedade e necessidades básicas, uma união genuína seria finalmente possível. Nós nos amaríamos.

John Lennon estava errado sobre isso. Não somos Deus e não existiríamos sem ele. Porém, mesmo que pudéssemos, não teríamos bondade, pois toda bondade vem dele. O problema não são as dádivas que ele nos deu, mas a corrupção de nosso próprio coração. A solução para a paz não é imaginar um mundo sem céu; a solução é fixar nossos olhos na verdade que é bela. A solução é ter uma imaginação escatológica,[1] ou seja, ter nossa mente voltada para o fim último de nossa existência.

Imagine o céu e a terra se unindo — um novo céu e uma nova terra. Imagine um Deus trino que nos criou para ter comunhão eterna com ele e uns com os outros. Imagine que esse Deus nos criou como ícones, ou símbolos representativos de si mesmo, para manifestar uma grande história de amor: a história do amor extrovertido e transbordante do Deus trino. Talvez seja difícil imaginar esse tipo de amor, mas não custa tentar. Imagine

---

[1] Trevor Hart, "Eschatological Imagination", *Transpositions: Theology, Imagination and the Arts* (blog), 29 de abril de 2011. Disponível em: http://www.transpositions.co.uk/eschatological-imagination/. "Escatologia" refere-se ao destino final da humanidade.

que fomos criados para compartilhar do amor do Pai pelo Filho, no Espírito Santo, por meio de uma aliança. Imagine que nossos próprios corpos contam a história de uma dádiva concedida na eternidade — a dádiva de uma noiva para o Filho. Imagine que nossa existência como homem e mulher revela o profundo mistério de um pacto trinitário eterno prefigurado na criação.

O Deus trino nos ama. Imagine isso.

Ele fez o homem do pó da terra, a mesma terra que mais tarde lhe seria dada como presente. Ele soprou vida em suas narinas e fez os céus como testemunho da glória da sua habitação, para a qual somos chamados. Da costela do homem, ele criou a mulher; sua presença, o sinal da esperança suprema — ou *telos* — da humanidade como a noiva coletiva de Cristo. Criada em segundo lugar, ela representa a segunda ordem — o ato final da criação — adornada com a glória e o esplendor do Filho (Ap 21:11). Desta forma, ela é a glória do homem (1Co 11:7). O homem deveria passar pela provação, com sua noiva, para ascender ao monte sagrado, Sião, o qual é representado por seu próprio corpo.[2] Ela, como sua aliada e parceira necessária, deveria ser uma força correspondente em sua missão para receber a grande recompensa da comunhão eterna com Deus para eles e sua progênie.

Nossa imaginação é depravada, porque todo o nosso ser é depravado pela Queda. Adão, como representante federal da humanidade, falhou em obter nosso sábado final. Mas Jesus Cristo, o segundo Adão, deixou o reino de glória de seu Pai e de sua mãe

---

[2] Veja Aimee Byrd. "Women, Wells, and Weddings", *The Mod* (blog), Modern Reformation, 7 de outubro de 2019. Disponível em: https://www.whitehorseinn.org/2019/10/the-mod-women-wells-and-casamentos/.

Sião para unir-se à sua noiva (Gn 2:24) e ascender com ela ao santo dos santos.³ Nossos corpos anunciam essas boas novas.

Veja, John Lennon estava correto em certo sentido. As coisas não são como deveriam ser. E o que imaginamos influencia a forma como encontramos paz para nós mesmos e uns para os outros. Entretanto, felizmente, nossa imaginação não precisa ser um tipo de pensamento fantasioso, infundado e ilusório. Isso não nos levaria a lugar nenhum. Nosso Deus nos dá a metanarrativa — a história abrangente que dá sentido a todas as outras histórias — para que possamos nos enraizar em seu solo. Ele se comunica conosco por meio de sua Palavra viva, provê sacramentos para ratificá-la, bem como símbolos que nos lembram de sua mensagem de novo e de novo. Quanto mais entendemos a verdade, mais nossa imaginação ganha vida.

Talvez você ache que me perdi um pouco em meu raciocínio. Há muito mais a ser dito, certamente, e é isso que pretendo fazer neste livro. Meu título sugere que precisamos de uma reforma em nossa compreensão sobre sexualidade. O primeiro capítulo argumenta que a igreja precisa dessa reforma; mas é necessário, antes, definir a melodia. Embora a reforma implique crítica e controvérsia, mais importante é que nossa proposta esteja fundamentada na visão escatológica que Deus nos revela em sua Palavra viva. Como Bill Dennison observa sobre o método teológico de J. Gresham Machen, qualquer crise de que tratemos "requer não confronto e restauração da cultura visível, mas, antes,

---

³ Veja Anna Anderson. *Van Til's Representational Principal Applied to the Woman* (Academia, 16 de dezembro de 2020) Disponívem em: https://www.academia.edu/44870840/VAN_TIL_S_REPRESENTATIONAL_PRINCIPLE_APPLIED_TO_THE_WOMAN.

um verdadeiro conhecimento e compreensão da pessoa de Deus e do 'mundo invisível', o reino dos céus".[4] A igreja, à medida que busca reformar seus ensinos de acordo com as Escrituras, precisa continuamente olhar para trás a fim de recuperar o que os santos historicamente confessaram. O objetivo de tudo isso é que a igreja avance. Seus olhos não estão fixos no passado, mas na pessoa de Jesus Cristo, que a está conduzindo por trás do véu em seus aposentos internos. A reforma conduz a igreja para a frente.

Há um livro inteiro na Bíblia que nos ajuda a exercitar nossa imaginação com essa metanarrativa da qual falo, ou melhor, canto. Sim, esse livro é mesmo uma canção — a Canção de todas as canções. Ele nos traz para o mundo invisível que está por vir. Com o Cântico dos Cânticos nos guiando, exploraremos o significado teológico por trás de nossos sexos, ajudando os cristãos a entender melhor nossa sexualidade como um dom e a compreender a história escatológica que nossos corpos contam sobre o amor de Cristo por sua igreja. Enquanto o Espírito Santo está falando às igrejas através de sua Palavra viva hoje, vemos que ele a está atraindo para si mesmo.

É uma honra poder fazer parte dessa Canção. Em certo sentido, sinto-me como uma criança pequena usando o vestido de casamento de sua mãe. Mas meu Noivo, Jesus Cristo, me adornou assim. Cada vez que entro no vestido ou o coloco, vejo que estou cada vez mais próxima de poder usá-lo plenamente. Estou apenas começando a descobrir as diferentes joias bordadas em seu tecido

---

[4] Bill Dennison, *J. Gresham Machen's Theological Method*", apêndice de J. Gresham Machen, *Things Unseen: A Systematic Introduction to the Christian Faith and Reformed Theology* (Glenside: Westminster Seminary Press, 2020) p. 428. Disponível em: https://wm.wts.edu/content/dennison-article-2.

— à medida que descubro mais delas, muitas outras deslumbrantes convidam à inspeção. Eu mal posso acreditar que uma vestimenta tão maravilhosa é para mim. Não obstante, sou impelida a convidar muitos outros para a sua beleza. Alguns podem me julgar como louca ou tola por ousar experimentá-la. No entanto, é bom saber que não estou sozinha: tenho a ajuda de muitos na igreja que vieram antes de mim. Sou grata a eles, pois precisamos uns dos outros para encontrar todas as joias gloriosas.

Mas como posso falar sobre a Canção como uma metáfora quando ela está cheia de metáforas misturadas? Isso não nos mostra que às vezes uma metáfora não é suficiente para nos revelar o que aguarda a noiva de Cristo? É impossível conter a explosão de ricos significados! O Cântico dos Cânticos também é como o primeiro milagre que Jesus realizou, que apropriadamente foi em um casamento. Sonhamos com este casamento, celebrando e alegrando nosso coração com vinho. Quando bebemos todo o vinho, o que Jesus faz? Ele transforma a água do nosso entendimento em vinho novo. As boas novas explodem por meio da Canção. É o melhor vinho que não sabíamos estar perdendo: intimidade com nosso Noivo. É o vinho com o qual somos convidados a nos embriagar.

Minha alma foi profundamente ministrada ao estudar o livro de Cantares. Quer você concorde comigo ou não em todos os meus pontos interpretativos, estou confiante de que as palavras de Deus para sua igreja por meio deste livro serão uma grande bênção. Falo da perspectiva de alguém buscando crescer para se adequar às medidas do vestido da Noiva de Cristo; mas confio que meu Salvador está me preparando para esse grande dia. Uma das joias que encontrei é a restauração da dignidade e da pessoalidade tanto de homens quanto de mulheres, que podemos ver encarnada em suas letras e, como veremos, se desdobra ao longo da metanarrativa das Escrituras. O que quero dizer com *encarnada* é que é tão real, que adquire forma e expressão corpóreas. Sinto-me honrada por ter a oportunidade de escrever sobre isso. E ainda há muito mais do que posso expressar. Espero que a maior lição para o leitor seja a reverência de contemplar nosso Deus.

Entretanto, antes que possamos nos deleitar com o vinho, preciso argumentar em defesa de uma reforma sexual na igreja. Como eu disse, a reforma implica crítica. Quando olhamos escatologicamente para nossa futura glorificação e a consumação de todas as coisas, vemos mais claramente a necessidade de reforma. Além disso, somos confrontados com a tarefa de identificar as doenças para as quais a Palavra de Deus provê os remédios. Meu primeiro capítulo examina as mensagens que estamos recebendo na igreja sobre o que significa ser homem ou mulher. Em seguida, apresentarei a canção que deveríamos estar cantando. Interajo com numerosos comentaristas e pregadores, antigos e novos, que escreveram e palestraram sobre o assunto. O leitor notará que me envolvo com alguns escritos católicos romanos quanto ao sentido da canção e ao significado de nossos sexos. Isso não é porque esteja me afastando de minhas convicções protestantes confessionais, mas porque estou ciente da herança que compartilhamos como igreja universal e estou feliz em recuperar ensinamentos ricos de nossas raízes confessionais compartilhadas.

Também devo alertar o leitor para a natureza sensual do Cântico. Não me esquivo da linguagem das imagens sexuais usadas para nos ensinar sobre o amor esponsal de Deus. Espero que o leitor concorde que é feito com bom gosto e não é redutivo.

Com esses assuntos resolvidos, podemos começar a apreciar o vinho, observar algumas das joias nupciais e entender como elas nos impulsionam para o nosso *telos*. Encontraremos a paz. Imagine isso.

CAPÍTULO 1

Precisamos mesmo de uma reforma?

Precisamos admitir: a própria igreja ainda está confusa sobre o que significa ser um homem ou uma mulher. Claro, há uma infinidade de livros cristãos instruindo a igreja sobre esse assunto — hoje mais do que nunca. Existe até uma organização paraeclesiástica que prospera há mais de trinta anos com suas próprias declarações confessionais sobre "masculinidade e feminilidade bíblicas", fornecendo artigos, jornais, livros, recursos didáticos e conferências.[1] Enquanto a sociedade secular fala sobre sexualidade em termos de libertação, o Council on Biblical Manhood and Womanhood (CBMW) [Conselho de masculinidade e feminilidade bíblica] define masculinidade e feminilidade em termos de papéis, o que acaba influenciando bastante o ensino de muitas igrejas evangélicas sobre nossa distinção sexual:

> No coração da masculinidade madura está um senso de responsabilidade benevolente de liderar, prover e proteger as mulheres de maneira apropriada aos diferentes relacionamentos de um homem. No coração da feminilidade madura está uma disposição libertadora para afirmar, receber e nutrir a força e liderança de homens dignos de maneiras apropriadas aos diferentes relacionamentos de uma mulher.[2]

De acordo com essas definições, ser homem significa ser capaz de agir benevolentemente em relação às mulheres — eles lideram, proveem e protegem as mulheres. Ser mulher, por outro

---

[1] O Council on Biblical Manhood and Womanhood foi fundado em 1987.
[2] John Piper. *A Vision of Biblical Complementarity*, em *Recovering Biblical Manhood and Womanhood* (ed. John Piper e Wayne Grudem. 1991; reimpr., Wheaton: Crossway, 2006) p. 35–6 (com letras maiúsculas no original).

lado, é, bem, afirmar essa capacidade masculina — elas afirmam, recebem e nutrem homens dignos. Qual é a contribuição da mulher? Onde está o enriquecimento recíproco nesse arranjo? Como essas definições acomodam a singularidade de homens e mulheres como seres humanos "únicos e irrepetíveis"?[3] Além disso, onde está Cristo nessa abordagem? Não há uma atenção adequada ao aspecto vertical desses conceitos.

O Council on Biblical Manhood and Womanhood também produziu uma declaração oficial, chamada Declaração de Danvers, em que afirma a distinção entre masculinidade e feminilidade.[4] Isso ocorreu num momento crucial em que os cristãos estavam buscando responder às mensagens de promiscuidade sexual e fluidez de gênero em nossa cultura secular circundante. Observe como as afirmações na Declaração de Danvers centralizam a distinção entre homens e mulheres na ideia de papéis:

1. Tanto Adão quanto Eva foram criados à imagem de Deus, iguais perante Deus como pessoas e distintos em sua masculinidade e feminilidade (Gn 1:26-27; 2:18).
2. As distinções nos papéis masculino e feminino são ordenadas por Deus como parte da ordem criada, e devem encontrar eco em cada coração humano (Gn 2:18,21-24; 1Co 11:7-9; 1Tm 2:12-14).[5]

---

[3] Veja João Paulo II. *Man and Woman He Created Them: A Theology of the Body* (trad. Michael Waldstein. Boston: Pauline Books & Media, 1986, 2006, TOB 15:4) p. 188.
[4] A Declaração de Danvers, *Council on Biblical Manhood and Womanhood*. Disponível em: https://cbmw.org/about/danvers-statement/.
[5] Declaração de Danvers.

Precisamos mesmo de uma reforma?

Como resultado dessas afirmações, esses papéis são definidos em termos de liderança masculina — que é sinônimo de autoridade masculina — e submissão feminina.[6] Nossos "papéis", especificamente o que devemos ou não fazer, encapsulam nossa distinção sexual dada por Deus. De alguma forma, a palavra *papel*, que nem sequer é encontrada na maioria das traduções inglesas das Escrituras e que surgiu do teatro, significando "desempenhar um papel", agora está sendo usada como um marcador ontológico e fixo de nossa sexualidade[7] (uso a palavra *ontológico* porque o CBMW está falando da natureza de quem somos). Essa mudança sutil do significado de *papéis* se torna algo que define a própria essência do que significa ser um homem ou uma mulher. Como coloca o presidente da organização, "o CBMW existe para promover a visão de Danvers",[8] o que leva ao ensinamento de que homens possuem tanto a palavra inicial quanto a palavra final.[9] A mulher é advertida a não fazer "coisas tipicamente masculinas", como musculação, pois, caso contrário, ela corre o risco de suas necessidades femininas não serem atendidas.[10] O homem assume o comando em ambientes e atividades culturais, como fazer pedidos em um restaurante, dirigir o carro e ser o primeiro a estender a mão em saudação. Ele também

---

[6] Veja a Declaração de Danvers, particularmente as afirmações 3–6.
[7] Veja Kevin Giles. *What the Bible Really Says about Women* (Eugene: Cascade Books, 2018) p. 13–14. "É importante notar que a palavra 'papel' raramente é encontrada em livros teológicos e comentários antes de 1975, e nunca antes da virada do século 20." Kevin Giles *The Genesis of Confusion: How 'Complementarians' Have Corrupted Communication* (Priscilla Papers v. 29, n. 1, 2015)
[8] Denny Burk. *My Take-Away's [sic] from the Trinity Debate* (Denny Burk, ago. 2016.) Disponível em: www.dennyburk.com/my-take-aways-from-the-trinity-debate/.
[9] Piper; Grudem. *Recovering*, p. 40.
[10] Piper; Grudem. *Recovering*, p. 40–1.

precisa ter cuidado com a forma como segura a bolsa de uma mulher.[11] De acordo com o que vimos nessas definições, afirmações e aplicações, o "papel" da mulher se resume a elevar o homem, seguindo suas decisões e acomodando-se confortavelmente no banco do passageiro. Não há nada de único ou singular nela. Ironicamente, ela não pode oferecer nada de *si mesma* livremente, porque todo esse ensino sobre seu papel a priva de qualquer pessoalidade. E esse é o eco de todo o coração humano.[12] Esses princípios governantes em muitos dos escritos do CBMW sobre homens e mulheres não coincidem com suas outras declarações sobre o valor das mulheres.

Além disso, essa mensagem não priva apenas a mulher de sua pessoalidade e dignidade, mas também o homem. Seu significado é encontrado em sua capacidade de exercer autoridade unilateral sobre o sexo feminino e na defesa dos estereótipos culturais da então chamada "masculinidade". Embora o homem, segundo essa abordagem, tenha uma postura mais robusta, ele se torna unidimensional, definido pela força *sobre* a mulher e pela provisão e proteção desta. Ele não é desafiado a crescer por meio da comunhão e da reciprocidade frutíferas, e isso não lhe dá nenhum *telos* — aquela esperança suprema de que falei na minha introdução. A masculinidade é reduzida ao domínio com um disfarce de "responsabilidade benevolente". Fico pensando se esse ensinamento sobre "masculinidade" possui qualquer espaço para as bem-aventuranças de Cristo, para os pobres de espírito,

---

[11] Piper; Grudem. *Recovering*, p. 41.
[12] Para uma visão mais detalhada dos ensinamentos do CBMW, consulte: Aimee Byrd. *Recovering from Biblical Manhood and Womanhood* (Grand Rapids: Zondervan, 2020).

os enlutados, os humildes, os misericordiosos, os puros de coração, os pacificadores e os perseguidos. O valor do homem está em sua virilidade. Infelizmente, esse não é um ensinamento novo na igreja, mas apenas uma versão evoluída e mais suave da metafísica aristotélica da polaridade sexual que permeou os ensinamentos de muitos que vieram antes de nós. Uau! Essa é uma afirmação complexa e ousada. Do que estou falando aqui? Metafísica diz respeito à realidade de quem somos. É uma área da filosofia que se ocupa com a natureza da realidade, como as coisas são e como elas se relacionam. Aristóteles ensinou que o homem e a mulher são opostos por natureza e que o homem é superior à mulher. Segundo essa forma de polaridade sexual, as mulheres são, por natureza, inferiores aos homens em seus corpos, em sua virtude e em sua sabedoria.[13] A mulher é o oposto, o outro — "a fêmea é como um macho deformado".[14] Isso gera, portanto, uma desigualdade permanente em que "o macho é, por natureza, mais apto para o comando do que a fêmea".[15]

Aqui está uma pequena amostra dos ensinamentos dos pais da igreja, reformadores e puritanos, que se enquadram na mentalidade aristotélica de polaridade sexual de que o homem é superior à mulher em geração. Essa mentalidade se estende às

---

[13] Para um excelente recurso sobre como a polaridade sexual aristotélica influenciou a mente ocidental sobre o conceito de mulher, ver Prudence Allen, *The Concept of Woman*, vol. 1, *The Aristotelian Revolution, 750 BC–AD 1250* (Grand Rapids: Eerdmans, 1985).
[14] Aristóteles. *Generation of Animals*, 737a, 775a, em *Woman Defamed and Woman Defended: An Anthology of Medieval Texts* (ed. Alcuin Blamires, Karen Pratt e C. W. Marx. Oxford: Clarendon, 1992) p. 40.
[15] Aristóteles. *Politics*, 1259a37, em *Women's Life in Greece and Rome*, ed. Mary R. Lefkowitz e Maureen B. Fant, (4. ed. Londres: Bloomsbury, 2016) p. 64.

áreas de inteligência e virtude, o que, portanto, justifica a dominação do homem sobre a mulher:

Crisóstomo: "Deus manteve a ordem de cada sexo dividindo os negócios da vida em duas partes, e atribuiu os aspectos mais necessários e benéficos ao homem e os menos importantes e inferiores à mulher."[16]

Agostinho: "A mulher foi dada ao homem, mulher que era de pouca inteligência e que talvez ainda viva mais de acordo com os impulsos da carne inferior do que pela razão superior. É por isso que o apóstolo Paulo não atribui a imagem de Deus a ela?" E: "Não fosse por causa da procriação, não consigo pensar em nenhuma razão para a mulher ser feita como auxiliar do homem."[17]

Tomás de Aquino: "No que diz respeito à natureza individual, a mulher é defeituosa e ilegítima, pois a força ativa na semente masculina tende à produção de uma semelhança perfeita no sexo masculino; por outro lado, a produção da mulher provém de um defeito na força ativa ou de alguma indisposição material, ou mesmo de alguma influência externa."[18]

João Calvino: "Por este motivo ['a lei eterna de Deus, que fez o sexo feminino sujeito à autoridade dos homens'],

---

[16] Crisóstomo. ""The Kind of Woman Who Ought to Be Taken as Wives", Texto: PG 51.230, conforme citado por Elizabeth A. Clark em *Women in the Early Church*, Message of the Fathers, vol. 13. (Collegeville: Liturgical Press, 1983) p. 37.

[17] *De Genesi ad literam*. Texto: CSEL 28, 1, 376 e 273, conforme citado por Elizabeth A. Clark em *Women in the Early Church*, p. 40, 29.

[18] *Summa Theologica*. I, Q. 92, art. 1, Resposta à Objeção 1. Veja também New Advent. Disponível em: https://www.newadvent.org/summa/1092.htm.

todas as mulheres nascem para que possam se reconhecer como inferiores em consequência da superioridade do sexo masculino."[19]

John Knox: "A mulher em sua maior perfeição foi feita para servir e obedecer ao homem [...]. Seria adequado que os fracos, os doentes e os impotentes alimentem e mantenham o pleno e o forte, e, finalmente, que os tolos, loucos e frenéticos governem os discretos e aconselhem os que têm a mente sóbria? E assim sejam todas as mulheres, comparadas ao homem em termos de autoridade. Pois sua visão no regimento civil é apenas cegueira; sua força, fraqueza; seu conselho, loucura; e seu julgamento, frenesi, se for corretamente considerado."[20]

William Gouge: "Essa metáfora mostra que, para sua esposa, ele é como a cabeça de um corpo natural, tanto mais eminente no lugar, e também mais excelente em dignidade: em virtude de ambos, ele é governante e governador de sua esposa."[21]

Esse ensino e linguagem de superioridade masculina e inferioridade feminina é extremamente ofensivo aos nossos ouvidos contemporâneos. É importante reconhecer que mesmo no

---

[19] João Calvino. *Commentary on 1 Corinthians and 2 Corinthians.* vol. 20, trad. William Pringle (Grand Rapids: Baker, 2003) p. 358.

[20] John Knox, *The First Blast of the Trumpet against the Monstrous Regiment of Women*, e-book do Projeto Gutenberg, lançado em 14 de outubro de 2003. Disponível em: https://www.gutenberg.org/files/9660/9660-h /9660-h.htm (atualizou-se o inglês antigo característico desses escritos).

[21] William Gouge. *Of Domestic Duties.* 1622. (Kindle, 2012) loc. 5879–94.

mundo antigo, como descreve Jacob Prahlow, as coisas eram mais complexas do que essas citações são capazes de transmitir, "com o pensamento prescritivo raramente em consonância com a realidade das experiências concretas vividas. As mulheres no cristianismo mantinham posições particularmente 'tensas', pois o desenvolvimento contínuo da ordem, prática e interpretação das Escrituras da igreja muitas vezes estava em desacordo com as experiências e práticas vividas pelas mulheres cristãs".[22] Como mencionei em outro trecho, "talvez os textos proscritivos 'publicados' não nos deem uma descrição real e prática das mulheres. Podemos observar o contraste entre a ortodoxia prescrita das relações de gênero e a ortopraxia funcional mesmo em nossos próprios debates contemporâneos sobre homens e mulheres".[23] Esses ensinamentos severos sobre a natureza das mulheres podem até ser vistos não como descrições exatas do lugar da mulher na sociedade, mas como críticas que buscam refutar os cargos exercidos por algumas mulheres na sociedade e na religião. Historiadores que examinam evidências da vida cotidiana como recibos, cartas pessoais, convites, documentos legais e até mesmo inscrições arquitetônicas e funerárias revelam um quadro mais completo e complexo das contribuições e interações das mulheres na sociedade, indicando que fatores adicionais como status, localização e necessidades da comunidade influenciam as

---

[22] Jacob J. Prahlow. *Women in the Apostolic Fathers: Context* (Pursuing Veritas, 7 de abril de 2016). Disponível em: https://pursuingveritas.com/2016/04/07/women-in-the-apostolic-fathers-context/.

[23] Aimee Byrd. *Recovering from Biblical Manhood and Womanhood: How the Church Needs to Rediscover Her Purpose* (Grand Rapids: Zondervan, 2020) p. 182.

oportunidades de educação, comércio e serviço religioso da mulher.[24] Entretanto, mesmo apresentando uma imagem mais sutil e completa, "a agência de uma mulher era tipicamente circunscrita por homens, seja seu pai, marido, seja guardião ou tutor".[25]

E quanto aos nossos dias? As mulheres contemporâneas claramente "subiram de nível" na percepção da sociedade, sendo concebidas como também criadas à imagem de Deus. Porém, o significado de nossos sexos — nossa ontologia — não foi realmente examinado e reformado de acordo com a metanarrativa apresentada nas Escrituras. Em vez disso, a mesma ontologia antiga foi polida e atualizada com essa nova linguagem de "papéis". Será realmente que a melhor forma de articular a distinção entre homens e mulheres é definindo-a em termos de papéis, que se revelam em estruturas fixas de poder, em que "se o nível de influência que uma mulher exerce sobre um homem é pessoal e diretiva, isso geralmente ofende o bom senso de responsabilidade e liderança dado por Deus ao homem e, assim, perverte a ordem criada por Deus"?[26] Ou será que há algo mais rico e mais dinâmico no significado de nossos corpos sexuados?

Em Gênesis, somos informados de que tanto o homem quanto a mulher são criados à imagem de Deus (1:27). Ambos temos essa dignidade na Criação como seres humanos. Macho e fêmea, juntos, são ícones que representam o Deus trino. Além disso, o corpo e a alma humanos existem em unidade hilomórfica,

---

[24] Veja Lynn H. Cohick. *Women in the World of the Earliest Christians* (Grand Rapids: Baker Academic, 2009).
[25] Aimee Byrd. *Recovering*. p. 182–183. Veja também Lynn Cohick. *Women in the World*, p. 322-3.
[26] Piper; Grudem. *Recovering*, p. 51.

uma compreensão metafísica desenvolvida ao longo da história que reconhece "o ser humano como uma identidade composta de alma e corpo".[27] Como coloca Prudence Allen, entendemos que, como imagem de Deus, existem "duas maneiras distintas de ser humano: como homem e como mulher".[28] Isso não é algo que temos de forçar sob uma estrutura ontológica artificial de autoridade e submissão ou sob estereótipos culturais. Providencialmente, tanto o homem como a mulher são criados para a comunhão com o Deus trino. Toda a nossa ontologia, ou natureza, é direcionada para esta comunhão pactual. Mais tarde, veremos como nossos próprios corpos, em sua masculinidade e feminilidade, são símbolos tipológicos da união redentora pactual em Cristo que nos leva a esse fim. Mas não devemos confundir nossa tipologia com nossa ontologia ou natureza. Homens e mulheres não têm duas naturezas diferentes.

Nossa "instalação sexual", para usar as palavras de Julián Marías, como homens e mulheres, deve nos levar a uma comunhão de pessoas à medida que mantemos nossos olhos em Cristo, onde não somos atualizados pelos papéis que desempenhamos, mas pela fomentação de um conhecimento mútuo que resulta em reciprocidade dinâmica e frutífera através da doação de nós mesmos por meio de nossas diferenças.[29] Entretanto, não há

---

[27] Prudence Allen. *The Concept of Woman*, vol. 3. *The Search for Communion of Persons, 1500–2015.* (Grand Rapids: Eerdmans, 2016) p. 492. Isso contrasta com a visão dualista de Platão sobre o corpo e a alma.
[28] ALLEN, 3:464. Allen reconhece que a maioria de nós é homem ou mulher, mas, por causa da Queda, uma pequena porcentagem de pessoas, que deveriam receber igual dignidade, sofre com a biologia intersexual.
[29] Paul A. Zancanaro. *Julián Marías on the Empirical Structure of Human Life and Its Sexuate Condition.* International Philosophical Quarterly 23 (December 1983): 425–40. Disponível em: www.pdcnet.org/ipq/content/ipq_1983_

espaço para isso nas definições de masculinidade e feminilidade "maduras" do CBMW. Não há dinamismo, porque tudo se resume ao poder masculino, o dizer masculino e a ação masculina. O complementarismo, como eles chamam, se resume apenas a quem está no comando.[30]

Uma abordagem diferente

Nem todos os cristãos concordaram com a declaração de Danvers; e, um ano após a fundação do CBMW, surgiu o Council for Biblical Equality [Conselho pela igualdade bíblica] (CBE). Eles compuseram a "Declaração sobre Homens, Mulheres e Igualdade Bíblica",[31] que argumenta, a partir das Escrituras, que "a Bíblia ensina a plena igualdade entre homens e mulheres na Criação e na Redenção (Gn 1:26-28; 2:23; 5:1-2; 1Co 11:11-12; Gl 3:13, 28; 5:1)".[32] Essa igualdade, eles argumentam, é mostrada em parceria plena e igualitária na mutualidade do casamento, no serviço na igreja de acordo com seus dons e na comunidade. O CBE ensina que não há hierarquia prescrita ou papéis ontológicos de autoridade entre homens e mulheres. O foco está nos dons pessoais de cada indivíduo, homem ou mulher, e na reciprocidade no serviço, o que gera um maior respeito pela pessoalidade.

0023_0004_0425_0440?-file_type=pdf; e Julián Marías, *Metaphysical Anthropology: The Empirical Structure of Human Life* (University Park, PA: Penn State University Press, 1971).

[30] Piper; Grudem. *Recovering*, p. 40.
[31] "Statement on Men, Women, and Biblical Equality", CBE International. Disponível em: https://www.cbeinternational.org/content/statement-men-women-and-biblical-equality.
[32] "Statement on Men, Women, and Biblical Equality."

REFORMA sexual

Há muito debate na igreja sobre mulheres em liderança. Embora eu não me alinhe com o movimento complementarista, acredito que há de fato algo importante representado na ordenação. Entretanto, este livro não trata de quem pode ocupar uma posição ou vocação que 98% da igreja não tem o menor interesse em exercer, mesmo que haja algumas aplicações importantes para tal assunto. Meu foco aqui é em homens e mulheres como discípulos e como o significado de nossos sexos fortalece nosso discipulado.

Além da discordância nessa importante área da ordenação que continuará a ser debatida por bastante tempo, uma crítica ao trabalho do CBE é que não há uma compreensão suficientemente clara e adequada do que é distinto entre os sexos. Mas, gostemos ou não, isso não faz parte de sua missão e de seus valores.[33] Seu foco principal é afirmar a diferença sexual na igualdade, não a significância de ser criado macho e fêmea. A posição que representam é comumente chamada de igualitarismo. Curiosamente, foram os igualitários que primeiro falaram da complementaridade entre os sexos, dizendo que o homem e a mulher, juntos, compõem a completude da humanidade. O CBMW posteriormente adaptou o termo para seu próprio movimento, redirecionando-o para se referir aos papéis masculino/feminino de liderança e submissão.[34] Apesar das críticas dos novos complementaristas, os igualitaristas defendem a distinção entre os sexos. Mas, novamente, abordar essas distinções não é o foco de seu

---

[33] "CBE's Mission and Values", CBE International. Disponível em: https://www.cbeinternational.org/content/cbes-mission.
[34] Veja GILES, "Genesis of Confusion", p. 6–7. Disponível em: https://www.cbeinternational.org/sites/default/files/pp291_5tgoc_2.pdf.

trabalho, e, quando o fazem, os complementaristas do CBMW não concordam, pois há uma negação da hierarquia masculina e da submissão feminina como papel ontológico dos sexos. Apesar de todo esse debate, somos deixados com a questão do que significa ser um homem ou uma mulher criados à imagem de Deus.

E aqui está o problema. Mesmo que o CBMW promova a hierarquia masculina e o CBE promova a igualdade entre os sexos, ambas as organizações falam sobre o significado de ser homem e mulher em relação ao que podemos e não podemos fazer. É verdade que os dois movimentos afirmam que tanto o homem quanto a mulher foram criados à imagem de Deus; porém, o significado dessa afirmação parece se resumir à dinâmica de poder. As dinâmicas de poder são reais em todos os relacionamentos e precisamos falar sobre isso. Sou particularmente grata pelo trabalho que o CBE faz para expor e combater o abuso. E, embora eu não seja igualitária, aprecio o trabalho do CBE em promover vozes femininas na igreja, bem como as vozes de pessoas de todas as etnias e classes. Entretanto, será que não há algo mais rico a respeito de nossa distinção sexual do que direitos e igualdade? E mesmo que todos pensassem na "igualdade bíblica" da forma que é pregada pelo CBE, não estaríamos ainda sem uma resposta clara para a pergunta acerca do que significa ser homem e o que significa ser mulher? Como essa distinção é significativa? O que todos nós podemos dizer sobre isso? E como isso afeta nosso discipulado?

Respondendo à revolução sexual

Homens e mulheres na igreja ainda estão confusos sobre sexualidade. O próprio fato de que o CBMW e o CBE são organizações para eclesiásticas prósperas revela isso. Será que seriam necessários tantos livros, jornais e palestras sobre masculinidade e feminilidade bíblica se tivéssemos uma boa compreensão de nossa sexualidade? Será que estaríamos discutindo tanto sobre igualdade e direitos se todos sentíssemos que nossas contribuições importam na igreja? Por que as coisas estão do jeito que estão?

Bem, um dos motivos é a cultura ao nosso redor, que está não apenas confusa sobre o assunto, mas constantemente promovendo mensagens antibíblicas a esse respeito. É aqui que uma organização como o CBMW parece ser útil. Os cristãos têm respondido com afinco aos ensinamentos mais prejudiciais da revolução sexual, como fluidez de gênero, promiscuidade, homossexualidade e pornografia. Sabemos que algo está muito errado. Mas isso é tudo que fazemos. Em vez de ser um modelo para a cultura circundante da beleza do projeto de Deus, com homens e mulheres como portadores da imagem divina, a igreja está em modo de resposta. E, no modo de resposta, é fácil ser guiado pelo medo. A moral de nossa cultura está mudando drasticamente, e vemos isso como prejudicial à nossa sociedade.

Ao abordar o que é certo e errado em relação à sexualidade, podemos facilmente perder a noção do significado por trás disso. Quando isso acontece, uma mudança sutil se instala. Muito do nosso ensino sobre esse assunto é agora conduzido por nossa moralidade, e não pela pessoa e obra de Jesus Cristo. Claro, ele está representado em nossa mensagem cristã — porém mais como alguém que a conserta. Sentimos falta de sua presença com seu povo como o Cristo ressuscitado. Em vez de vê-lo indo à nossa frente, ainda nos surpreendendo enquanto fala poderosamente por meio de sua Palavra na igreja, nós o vemos como um pioneiro de nossas ideologias ao usarmos suas palavras como justificativa para nossas categorias.

Com a erupção da revolução sexual na década de 1960, muitos na igreja reagiram dizendo que precisávamos apenas recuperar o que tínhamos antes. A cultura estava espalhando uma mensagem de libertação sexual dos limites do casamento e até mesmo dos limites de nossos próprios corpos. Entretanto, como disse Rachel Hills, "os anos 1950 não foram assim tão exemplares quanto gostamos de pensar". Em um artigo para a *TIME*, ela explicou como a revolução sexual associada aos anos 1960 e 1970 "foi mais uma evolução incremental: desencadeada tanto pela publicação de *Married Love*, de Marie Stopes, em 1918, ou pela descoberta de que a penicilina poderia ser usada para tratar a sífilis em 1943, quanto pela aprovação da pílula pela FDA em 1960".[35]

Os tropos sexuais de gênero da década de 1950 também não eram exatamente bíblicos. Por exemplo, as Escrituras não nos fornecem um guia para "donas de casa" colocarem um pouco de maquiagem antes de seus maridos voltarem para o lar depois de seu dia de trabalho, prepararem uma refeição deliciosa, acariciarem seus egos e removerem seus sapatos enquanto fingem estar interessadas em seu dia. Betty Friedan estava realmente no caminho certo quando abordou "o problema que não tem nome" em seu livro *best-seller* do início dos anos 1960, *The Feminine Mystique*. Ela viu algo real ao desafiar o ideal dos anos 1950 de que "a única realização para as mulheres americanas,

---

[35] Rachel Hills. *What Every Generation Gets Wrong about Sex*, (*TIME*, 2 de dezembro de 2014). Disponível em: https://time.com/3611781/sexual-revolution-revisited/.

depois de 1949, era se tornar dona de casa e mãe".[36] Esse ideal também é unidimensional. Em certo sentido, os Estados Unidos foram despertados pela noção de que as mulheres também são pessoas, que há muito mais na feminilidade do que passar camisas e trocar os lençóis duas vezes por semana. Claro, há muito que discutir sobre algumas das consequências do trabalho de Friedan. A revolução sexual posterior invadiu o movimento de mulheres do qual ela foi pioneira,[37] e Friedan juntou-se a tal movimento. Mas os cristãos devem ter uma boa resposta para o "problema que não tem nome", certo? É bastante provável que as mulheres estivessem procurando o significado por trás de seu sexo, já que mais de três milhões de cópias do livro de Friedan foram vendidas em seus primeiros três anos de impressão. Certamente nossa fé não é tão frágil que não possa reconhecer que houve alguns problemas sérios com a forma como a cultura estava estereotipando homens e mulheres. E, no entanto, a igreja estava tão entrelaçada com a imagem ideal de masculinidade e feminilidade promovida pela cultura dos anos 1950, que um livro como o de Friedan a colocou em modo de resposta. Talvez a igreja também devesse estar trabalhando de alguma forma nessa área enquanto o movimento das mulheres estava nascendo e depois sendo varrido pela revolução sexual.

Homens e mulheres na igreja precisavam de orientação. Os casamentos foram afetados. A própria família parecia estar sob ataque. Como homens e mulheres poderiam alcançar a

---

[36] Betty Friedan. *The Feminine Mystique*, edição do 50º aniversário (Londres: Norton: 2013) p. 92.
[37] Para ler mais sobre isso, consulte Sue Ellen Browder. *Subverted: How I Helped the Sexual Revolution Hijack the Women's Movement* (San Francisco: Ignatius, 2015).

plena realização? Uma resposta evangélica veio em outro livro *best-seller* escrito por uma mulher: *The Total Woman*, de Marabel Morgan.[38] O título parece ótimo, muito confiante. Segundo Morgan, a solução para casamentos problemáticos era que a esposa estivesse sob o domínio do marido. Embora ela não tenha tratado diretamente do "problema sem nome" de Friedan, Morgan teve sua própria crise existencial. O problema era que as mulheres precisavam mudar de atitude — nós nos tornamos megeras.[39] Temos o poder de nos tornarmos a Mulher Total submetendo-nos ao governo de nosso marido, inflando seu ego, mantendo sua casa como um palácio ao qual estará ansioso para voltar depois de um dia duro de trabalho, e estando sempre disponível para muito sexo excitante, de modo que ele se sinta sempre confortável e nunca entediado. As mulheres devem ser sempre atrativas para seus maridos.[40] Afinal, ele passa a maior parte do dia "no escritório cercado por secretárias deslumbrantes que exalam nuvens de perfume".[41] Em última instância, a Mulher Total é June Cleaver, que também se transforma em uma "gatinha fumegante" em fantasias-surpresa quando encontra o marido na porta.[42] "Uma Mulher Total não é apenas uma boa dona de casa; ela é uma dona de casa calorosa e amorosa. Ela não é apenas uma parceira sexual submissa; é uma amante escaldante. Ela não é apenas uma babá para seus filhos; é uma mulher que os inspira a estender a mão e a se elevar."[43]

---

[38] Marabel Morgan (*The Total Woman*. Old Tappan: Revell, 1973).
[39] Marabel Morgan. *The Total Woman*, p. 21,25.
[40] Marabel Morgan. *The Total Woman*, p. 92.
[41] Marabel Morgan. *The Total Woman*, p. 92.
[42] Marabel Morgan. *The Total Woman*, p. 95.
[43] Marabel Morgan. *The Total Woman*, p. 183.

The Total Woman foi o livro de não ficção mais vendido em 1974. Embora muitos tenham lido a obra, ainda não encontrei uma Mulher Total na vida real, pelo menos não conforme descrito pela autora. Aparentemente, Morgan é a única. Mas observe, ela é definida por seus papéis (e um cumprimento muito irreal deles). Essa foi a mensagem para as mulheres que lutavam para encontrar significado em meio a uma revolução sexual em estado de erupção. O problema sem nome? Não tem nada disso. O problema era que elas não eram submissas o suficiente, não eram sensuais o suficiente e não tinham carisma suficiente para seus homens. Ainda me pergunto o que será que as crianças pensavam quando a mamãe recebia o papai depois de um dia duro de trabalho com uma roupa sensual de vaqueira.

Por mais desconcertante que isso seja, houve uma mudança na linguagem. As mulheres não eram mais chamadas de sexo "inferior", que por tanto tempo havia sido a descrição que lhes cabia. Entretanto, elas ainda deveriam ser governadas. O significado de uma mulher estava em encontrar e manter seu homem, trabalhando para que seus olhos estivessem focados nela, e não em todas as tentações fora de casa. Mas não se preocupe; também se dizia que ela deveria primeiro ser "cheia" de Cristo antes que pudesse ser realizada enquanto mulher — o que quer que isso signifique. E o que esse ensinamento nos diz sobre os homens? Como afirmou Kristin Kobes Du Mez, "*The Total Woman* ofereceu aos cristãos um modelo de feminilidade; mas também apresentou, ao longo do caminho, um modelo de masculinidade. Ser homem era ter um ego frágil e uma libido vigorosa. Os homens tinham o direito de liderar, governar e ter suas necessidades satisfeitas — todas as suas necessidades e segundo seus termos. A versão de feminilidade de Morgan depende dessa visão de masculinidade".[44]

O que fez com que essa mensagem vendesse milhões de cópias de *The Total Woman* e muitos livros, sermões e ensinamentos semelhantes depois disso? Medo. As mulheres evangélicas enfrentavam um inimigo comum: o feminismo e a revolução sexual. *The Total Woman* foi a solução que receberam para ajudar a manter suas famílias unidas.

E isso também faz parte do apelo do CBMW. Em 1977, o teólogo George Knight III escreveu um livro que ajudou os cristãos evangélicos a escapar da linguagem da superioridade masculina e da inferioridade feminina, e introduziu essa linguagem popular de "iguais, mas com papéis diferentes" entre os sexos, que ainda está em uso hoje.[45] Homens e mulheres são iguais diante de Deus, mas esses papéis ontológicos e fixos distinguem os homens como governantes das mulheres. O CBMW viria mais tarde a chamar esse ensino de "complementarismo". Esse movimento também tinha um inimigo em comum, que eles chamavam de "feminismo evangélico". O campo de batalha para o significado de ser criado como homem e mulher ainda está sendo disputado hoje na igreja. No livro inovador do CBMW *Recovering Biblical Manhood and Womanhood: A Response to Evangelical Feminism* [Recuperando a masculinidade e feminilidade bíblicas: uma resposta ao feminismo evangélico], que ganhou o "Livro do Ano" da *Christianity Today* em 1992, argumenta-se que os ensinamentos acerca dos papéis e das

---

[44] Kristin Kobes Du Mez. *Jesus and John Wayne* (Nova York: Liveright, 2020) p. 64.
[45] George Knight III. *New Testament Teaching on the Role Relationship of Men and Women* (Grand Rapids: Baker, 1977).

virtudes masculinos e femininos são cruciais para a defesa da inerrância das Escrituras e para a fidelidade ao evangelho.[46] Essa é uma afirmação e tanto!

Da mesma forma que nossa cultura secular, estamos buscando as respostas sobre sexualidade olhando para nós mesmos. Em vez da unidade hilomórfica de que falei anteriormente, cabe a nós *vestirmos* essa assim chamada masculinidade ou feminilidade. Enquanto lutamos por uma masculinidade e feminilidade "bíblicas", reduzimos nossa missão. Reduzimos nosso *telos*, que é a comunhão com o Deus trino e uns com os outros. E perdemos o que o papa João Paulo II chamou de a própria "glória do corpo humano diante de Deus", a "glória de Deus no corpo humano, através da qual a masculinidade e a feminilidade se manifestam."[47]

Precisamos de uma reforma sexual

A revolução sexual continua forte. E a igreja ainda está operando em modo reativo quando se trata de sexualidade. Ainda não conseguimos entender o significado de nossos corpos sexuados. Estamos até hoje presos nas conversas sobre dinâmica de poder e em estereótipos culturais. O que fiz até agora neste capítulo foi tocar brevemente nos últimos setenta anos da história americana, com algum reconhecimento do que herdamos de nossos antepassados cristãos. Ao longo de toda a história mundial, temos sustentado um conceito desonesto do que significa ser homem e

---

[46] Piper; Grudem. *Recovering*, xii.
[47] Veja João Paulo II. *Man and Woman*. TOB 57:3, p. 353.

mulher.⁴⁸ Será que não há algo mais duradouro e evocativo em nosso *design* como homens e mulheres? As Escrituras têm algo a dizer sobre isso?

Certamente sim. É por isso que acredito que precisamos de uma reforma sexual na igreja. Não estou falando de uma Reforma com "R" maiúsculo. Não estou dizendo que perdemos a salvação em si. Mas a força motriz dos primeiros reformadores foi um chamado para que a igreja se reformasse de acordo com as Escrituras. Recuperando a obra dos santos antes deles, examinando-a à luz da Palavra de Deus e aplicando-a à corrupção da igreja, eles eram católicos (universais) em seu objetivo de renovação. Estou pedindo uma reforma com "r" minúsculo na igreja com relação à maneira como entendemos o que o Espírito Santo está dizendo às igrejas sobre nossa sexualidade.

Qual a razão de uma afirmação tão ousada? Alguém pode dizer: "Ora, é claro que sempre haverá mal-entendidos que precisam ser corrigidos, mas será que realmente precisamos de uma reforma? Quando devemos usar essa linguagem?" João Calvino observou ao escrever sobre a necessidade de reforma na igreja: "Primeiro, então, a questão não é se a Igreja trabalha sob doenças numerosas e graves (isso é admitido por qualquer observador honesto), mas se a as doenças são de um tipo cuja cura não admite mais demora, e quanto às quais, portanto, não é útil

---

⁴⁸ Para uma excelente história obra sobre o assunto, consulte Prudence Allen. *The Concept of Woman*, 3 vols. (Grand Rapids: Eerdmans, 1985–2016); vol. 1, *The Aristotelian Revolution*, 750 aC–1250 dC (1985); vol. 2, *The Early Humanist Reformation*, 1250–1500 (2002); vol. 3, *The Search for Communion of Persons*, 1500–2015 (2016).

nem conveniente esperar o resultado de remédios lentos."[49] Essa é a situação da igreja em relação à sexualidade. Estamos numa cultura que se afasta cada vez mais de Deus. As pessoas estão sofrendo de disforia de gênero, mutilando seus corpos; mulheres e crianças são objetificadas na pornografia e no cinema; e os horrores do tráfico sexual são notícia regularmente. Não estamos apenas na época do movimento #MeToo [eu também], mas vergonhosamente também no movimento #ChurchToo [a igreja também], ambos revelando a profundidade dos homens abusando de seu poder para assediar e agredir sexualmente mulheres e crianças. Vejo a igreja agindo de forma reativa, seja investindo alto em gerenciamento de imagens, seja muitas vezes corrigindo exageradamente com legalismo opressivo, em vez de mostrar a grande história do amor de Cristo por sua noiva. Barry Webb oferece palavras corretivas ao comentar a degradação das mulheres em Juízes: "A igreja precisa ser lembrada dessas coisas repetidamente se quiser impactar o mundo de uma maneira autenticamente cristã, em vez de se acomodar ao espírito da época. Uma igreja que se preocupa apenas em ser relevante para sua cultura ambiente se tornará cada vez mais irrelevante, não tendo nada a dizer a tal cultura e, no final, não tendo nenhuma razão para existir."[50]

---

[49] João Calvino. *The Necessity of Reforming the Church* (Monergism, publicado originalmente em 1543). Disponível em: https://www.monergism.com/the-threshold/sdg/calvin_necessityreform.html.
[50] Barry G. Barry. *The Book of Judges*. NICOT (Grand Rapids: Eerdmans, 2012) p. 67.

Precisamos mesmo de uma reforma?

Muitos anos após a Reforma, a frase *ecclesia reformata, semper reformanda* (igreja reformada, sempre reformando) surgiu.[51] Por causa de nossa propensão ao pecado e à corrupção, a igreja continuamente precisa avaliar suas afirmações, teologia e ações de acordo com a regra das Escrituras. Por causa da corrupção e do pecado, sempre buscaremos reformar, em certo sentido. Mas nós ainda acreditamos nisso? Se sim, não deveríamos ficar chocados ao descobrir que temos grandes pontos cegos a serem tratados, e que acabamos projetando involuntariamente parte de nossa própria bagagem cultural na maneira como lemos e aplicamos as Escrituras em nossos dias. Muitas vezes, nossos objetivos ao falar sobre sexualidade na igreja são muito pequenos, o que revela como estamos deixando a cultura nos guiar, definir os termos e ditar a conversa. Temos aulas e currículos sobre sexualidade que se concentram no pecado da homossexualidade e na distorção da transgeneralidade, ensinando "Não faça sexo antes do casamento" e "Aborto é errado". É correto nos preocuparmos com essas questões, mas precisamos olhar para o que está por trás delas. Por que são tão pesadas? Por que esses são os problemas em nossa cultura — e em nossas igrejas?

O significado de ser um homem ou mulher portador da imagem de Deus deve ser reduzido a essas questões? Sabemos que não. O inimigo está trabalhando incansavelmente para enganar o povo de Cristo. Ele pretende confundir e perverter a própria imagem do amor de Cristo por sua igreja, retratada pelos corpos

---

[51] Para uma história de como isso se desenvolveu, veja R. Scott Clark. *Always Abusing Semper Reformanda* (Ligonier Ministries, *Tabletalk Magazine*, 1º de novembro de 2014). Disponível em: https://www.ligonier.org/learn/articles/always-abusing-semper-reformanda/.

de homens e mulheres. A igreja precisa acordar e ver que necessitamos de uma reforma sexual: uma reforma que não seja apenas o outro lado da mesma moeda cultural vigente, que reduz nossa sexualidade e rouba nossa dignidade. Precisamos voltar nossos olhos para Cristo e seu amor exclusivo por sua noiva. O que a igreja precisa é de Cristo; quando isso for feito, todo o resto se encaixará. É hora de uma reforma sexual na igreja.

Precisamos começar com o amor esponsal de Cristo por sua noiva. Quando fazemos isso, quando o compreendemos, então vemos nossa masculinidade e feminilidade expressando essa ordem de amor e direcionando o amado para o Monte Sião. Há um livro nas Escrituras que reúne toda essa história para nós. Vamos olhar juntos para a Palavra viva de Deus ao seu povo, particularmente o Cântico que ele nos dá para cantar.

QUESTÕES PARA DISCUSSÃO

1. Por que você decidiu ler este livro? O que você espera aprender através de sua leitura?

2. Que mensagens você recebeu da igreja sobre o significado de seu sexo como homem ou mulher e sua contribuição para o corpo de Cristo?

3. Como você acha que ter um foco e imaginação escatológica afeta a maneira como você vê a igreja e vive sua vida cotidiana em meio a seus desafios culturais?

CAPÍTULO 2

Estamos cantando a canção errada

Qual é o ímpeto por trás de nossa *revolução* sexual cultural? O que a impulsiona? Será que tem a ver com as mesmas perguntas de significado e valor que estamos fazendo na igreja? Vemos homens e mulheres buscando identidade no prazer sexual, na expressão sexual e até no que podemos e não podemos fazer na igreja. A partir disso, surgem mais perguntas sobre como vemos nosso próprio corpo, nossa pessoalidade, nosso próximo, nosso desejo e sua satisfação final. Ao contrário de uma revolução, uma *reforma* sexual olha para a Palavra de Deus como foi lida, interpretada e confessada por sua igreja.

A igreja está cantando uma canção de versos desgastados que nega a homens e mulheres a riqueza de sua sexualidade. Enquanto a igreja aborda o pecado sexual com seus ensinamentos sobre papéis ontológicos, cantando sobre a chamada masculinidade e feminilidade bíblicas, ou mesmo promovendo igualdade e direitos, ela está perdendo de vista um horizonte mais amplo. Esse horizonte é algo que realmente nos faz querer cantar. A Escritura nos dá o Cântico de todos os cânticos. Bem no meio de nossas Bíblias, temos uma canção erótica, o livro de Cantares, que nos põe em movimento. Poucos pregadores pregam sobre essa canção, e muitos que pregam normalmente não a entendem tão bem. O que fazemos com o livro de Cantares? Minha proposta é que vejamos Cantares como um chamado de reforma sexual para a igreja, encarnando e revelando analogicamente toda a metanarrativa das Escrituras. Esse maravilhoso livro revela nosso desejo mais profundo de comunhão com Deus e uns com os outros e a razão de cantarmos. É uma canção evangélica na qual aprendemos o significado de nossa sexualidade. Nossa própria sexualidade é uma analogia poderosa que nos ensina sobre o amor esponsal de Deus por seu povo. Além disso, podemos ir ao Cântico mesmo em nossa dor e sofrimento, e experimentar a presença de Cristo com seu povo. O que o Espírito Santo está dizendo às igrejas hoje através de Cantares? Ele está revelando muito por meio da noiva nesse Cântico — muitas coisas que ainda não sabemos e que precisamos aprender.

Ao passarmos por uma crise pessoal, muitas vezes, e com razão, voltamo-nos para as Escrituras em busca de consolo e orientação. Encontrei-me nessa posição quando minha reputação estava sendo caluniada publicamente. Enquanto passava por essa provação, senti uma profunda dor de traição, bem como um desejo de ser verdadeiramente conhecida. Isso me trouxe à Palavra de Deus. Todavia, quando compartilhei com amigos a seção das Escrituras em que encontrei consolo, recebi alguns olhares vazios e confusos. "Como assim, você está encontrando conforto no livro de Cantares?" Falar com outros cristãos sobre Cantares provocou algumas das mesmas reações que alguém pode ter ao abrir uma Bíblia no local de trabalho: constrangimento. Constrangimento espiritual. "Você não vai começar a falar de todas aquelas coisas estranhas para mim, vai?" Constrangimento. "Como poderia uma frase como 'Seus olhos são pombas' (Ct 1:15) confortar alguém de uma maneira real? Afinal, o que isso quer dizer?"

Recentemente, Cantares ganhou até uma peça de sátira que foi compartilhada durante o Dia dos Namorados. Imagine se seus doces em forma de coração dissessem: "Seu nariz avantajado é maravilhoso."[1] Tudo bem, isso é meio engraçado. O objetivo era ser romântico? Algumas das poesias dessa música podem não ter o mesmo efeito que nos tempos do antigo Oriente Próximo. Seu propósito

---

[1] STAFF. *Song of Solomon Sweetheart Candies Now Available* (The Babylon Bee, 13 de fevereiro de 2020). Disponível em: https://babylonbee.com/news/song-of-solomon-sweetheart-candies-now-available.

é ser provocativo. E a questão é exatamente essa (a questão que manteve a estranheza na sala e acabou num silêncio constrangedor): qual é realmente o assunto desse livro da Bíblia? Do que se trata? É um livro das Escrituras cheio de linguagem altamente erótica. "Aimee deve gostar de algumas coisas estranhas. É a única explicação para ela ter encontrado conforto em um livro como esse."

Quando comecei a citar Cantares, como continuarei a fazer neste livro, acompanhada de uma explicação de seu significado para oferecer conforto a outros que passam por suas próprias provações, houve uma resposta com um sentimento de admiração. Entretanto, meus amigos também responderam com desconfiança. "De certa forma, isso parece bom demais para ser verdade." É isso mesmo que Cantares está dizendo? Na minha própria dor, encontrei-me fugindo para o cântico. Enfatizo o "para o" porque realmente escapei para lá; eu passei a viver ali. "Talvez Aimee seja realmente estranha", você provavelmente esteja pensando. Talvez uma citação de C. S. Lewis me ajude: "Nós não queremos apenas ver a beleza, embora, Deus sabe, mesmo que isso seja generosidade suficiente. Queremos algo mais! Algo que dificilmente pode ser colocado em palavras: estar unidos com a beleza que vemos, atravessá-la, recebê-la em nós mesmos, banhar-nos nela, tornar-nos parte dela."[2] Cantar Cantares é sentir o gosto do céu, viver na beleza, experimentar a presença íntima com Cristo. Mas eu não quero entregar tudo isso cedo demais.

Os rabinos judeus tradicionalmente interpretavam Cantares como uma alegoria do amor de Deus por Israel. Embora em nossas Bíblias esse livro seja colocado bem no meio, na Bíblia Hebraica seu lugar é o primeiro dos cinco pergaminhos, ou os cinco

---

[2] C. S. Lewis. "The Weight of Glory", em *The Weight of Glory and Other Addresses* 1949 (reimpr., New York: HarperOne, 1980) p. 42.

megillot, e isso é extremamente significativo. Esses "escritos" eram lidos nas principais festas, sendo Cantares lido na Páscoa. Até o século 19, o livro era interpretado pelos cristãos como uma alegoria do amor de Cristo por sua noiva coletiva, a igreja, e também do amor de Cristo pela alma do crente individual. Estudiosos e pastores modernos começaram a criticar essa leitura, dizendo que os primeiros intérpretes estavam evitando a linguagem obviamente sensual e erótica de Cantares, alegorizando-a para anular seu claro ensino sobre virgindade, sexo e casamento.

Lembro-me de que, no início do meu casamento, nosso pequeno grupo fez um estudo do livro de Cantares no qual ouvimos sermões em fitas cassete[3] do pastor Tommy Nelson sobre a arte da atração, namoro, intimidade e conflito. "As promessas para o casamento perfeito e a vida sexual estão ali, é só ler", nos disseram. Bem, pode contar com minha presença para o tutorial sobre amor e sexo conjugal alucinante! Porém, enquanto ouvíamos as fitas e conversávamos, algo caiu por terra para mim. Claro, havia uma aplicação de sentido clara ali, e eu queria seguir isso, mas parecia que estávamos perdendo de vista algo ainda maior. O principal ensinamento para os solteiros é permanecerem virgens até o casamento? Isso é tudo? O que os solteiros têm que seja valioso para a contribuição e comunhão como pessoas solteiras e inteiras? É até compreensível buscar em Cantares um ensinamento bíblico acerca do amor e do sexo, pois o erotismo é inegável. E certamente há aplicação lá para nós. Mas Cantares não é uma epístola, narrativa ou manual de instruções; antes, é uma música, uma canção, e músicas são feitas para serem cantadas. As músicas

---

[3] Sim, estou entregando minha idade aqui!

têm sua própria arte. Boas músicas têm camadas de significado, e é por isso que muitos tipos de pessoas podem cantar juntas. E essa canção em especial não deve ser reduzida a um *Guia para Idiotas sobre Casamento e Sexo*.

A canção com "C" maiúsculo

E, no entanto, Cantares não é meramente uma canção; é uma canção que é um livro inteiro no cânone das Escrituras. E não é apenas uma canção que se tornou parte do cânone da Palavra inspirada de Deus; é a canção de todas as canções. Sim, mesmo no título, que nos é dado na primeira linha, vemos que esta é a canção com C maiúsculo, melhor do que qualquer outra canção já cantada! Comparando apenas com os cânticos do Antigo Testamento, podemos dizer que é melhor do que o cântico que Moisés e Miriã cantaram depois de cruzar o Mar Vermelho (Êx 15:1-21), melhor do que o cântico do casamento real no salmo 45, melhor do que o cântico da vinha em Isaías 5, melhor do que o cântico de Débora e Baraque (Jz 5) — eu poderia continuar, mas acho que você já entendeu aonde quero chegar.[4] Por que Cantares é superior a todos esses? Como o pastor Liam Goligher responde: "Porque nos leva ao Santo dos Santos, à presença daquele que é chamado Rei dos reis e Senhor dos senhores."[5] Cantares nos leva — através de sua melodia — à nossa esperança escatológica. Se você quer significado, eis o lugar!

---

[4] Gregório de Nissa também defende esse ponto em *Gregory of Nyssa: Homilies on the Song of Songs* (Atlanta: Society of Biblical Literature, 2012) p. 29.
[5] Liam Goligher. *Song of Solomon 1:1–4*, (The Song of Songs of the King of Kings sermon series, Tenth Presbyterian Church, 21 de janeiro de 2018). Disponível em: https://www .tenth.org/resource-library/sermons/song-of-songs.

Você também enxerga Cantares dessa forma? Se sim, ele se tornará o lugar para onde você olha em busca de conforto quando tiver dúvidas, passar por provações e, talvez até mais frequentemente, apenas para cantar com a noiva a melhor canção que existe em completa alegria. Os primeiros intérpretes do Cântico não o viam como algo tão confuso e difícil. Em vez disso, olhavam para ele como uma chave hermenêutica capaz de nos ajudar a resolver muitas outras questões teológicas.[6] Entretanto, mais tarde na história da igreja, os cristãos passaram a promover interpretações concorrentes em relação ao seu gênero, quem o escreveu, quando foi escrito, como lê-lo, se é secular ou sagrado, quantas figuras masculinas estão nele e mesmo se é uma música unificada ou uma coleção de músicas ou poemas juntos. Não é de admirar que tão poucos pastores preguem sobre esse livro hoje e que haja poucos livros em um nível popular que o utilizem como uma ferramenta de crescimento espiritual.

Mas lá está ele: bem no meio de nossas Bíblias. O que o Espírito Santo está dizendo às nossas igrejas nesse cântico? Minha sugestão é que ele usa a noiva para nos ensinar o motivo pelo qual cantamos. Nele aprendemos tudo sobre o que realmente é ser amado, sobre desejo, beleza, o significado de nossa sexualidade e nossa própria identidade como a noiva de Cristo. Dentro desta canção sobre o amor de Cristo, o amor do Noivo por seu povo, a letra revela uma tipologia[7] na concepção de Deus para o homem e a

---

[6] Karl Shuye. *The Song of Songs and the Fashioning of Identity in Early Latin Christianity* (Academia, 2016, 2). Disponível em: https://www.academia.edu/14070850/The_Song_of_Songs_and_the_Fashioning_of_Identity_in_Early_Latin_Christianity.

[7] Mitchell Chase define um tipo como "uma pessoa, evento ou instituição que prefigura um antítipo (a pessoa ou coisa prenunciada no tipo)" em Mitchell L. Chase. *40 Questions about Typology and Allegory* (Grand Rapids: Kregel Academic, 2020) p. 36.

mulher, que se desdobra em todo o cânone das Escrituras. Essa é a música que queremos ouvir novamente. Nela, encontramos nosso lugar e a nós mesmos. Somos parte disso. Refugiamo-nos ali. Perseveramos nisso e somos transformados. Essa canção é escatológica, encarnando a metanarrativa das Escrituras. E, à medida que sua melodia reverbera em nossa mente, nosso coração e nossa alma, deve ser cantada em nossas exortações, nossas orações e nossos encorajamento uns aos outros.

Esse livro convida o leitor a abraçar a presença íntima de Cristo com seu povo. Cantares é a música que ele nos dá à noite (Jó 35:10), quando pensamos que ele não está presente. É uma canção de saudade e uma canção de louvor. É por isso que gostamos de música. Encontramos satisfação nela, e isso nos transforma. Como resultado, nos encontramos como coro, entoando o cântico uns para os outros na comunhão dos santos. Com toda a acepção e divisão na igreja hoje, nos beneficiaríamos do estudo de Cantares. E, para uma igreja que precisa de uma reforma sexual, faz muito sentido recorrer ao que esse livro impactante no cânone da Palavra de Deus está ensinando sobre nossa dignidade e pessoalidade perante nosso Noivo.

O santo dos santos

Será que fui convincente o suficiente? Garanto-lhe que não estou exagerando aqui. Rabi Akiva, um importante sábio e *tanna* (professor) no final do primeiro e no início do segundo séculos, respondeu apaixonadamente aos desafios sobre a canonicidade de Cantares, declarando: "Deus me livre! Ninguém em Israel jamais sugeriu que o Cântico dos Cânticos não fosse canônico. Pois o mundo inteiro não é tão precioso quanto o dia em que esse livro foi dado a Israel, pois todos os escritos são sagrados e Cantares é o Santo dos Santos! Se houve uma controvérsia, foi apenas em relação a Eclesiastes'".[8] Essa também era a visão cristã clássica, e vemos isso em Orígenes e Gregório de Nissa, que se referiram a ele como o santo dos santos. Em sua primeira homilia sobre Cantares, Gregório de Nissa nos convida: "Vamos, então, entrar no santo dos santos, isto é, no livro de Cantares. Pois somos ensinados por essa forma superlativa de expressão que há uma concentração superabundante de santidade dentro do santo dos santos, e da mesma forma a Palavra exaltada promete nos ensinar mistérios de mistérios pela ação do Cântico dos Cânticos."[9] Essa canção nos leva à comunhão mais íntima com Cristo, como vemos imediatamente no quarto verso, quando a mulher afirma: "Leva-me contigo! Corramos! Leve-me o rei para os seus aposentos." E, assim como o garoto do romance e filme *A história sem fim*, nós, leitores, nos vemos inseridos no Cântico à medida que somos levados para a câmara interna, além do véu, onde sempre ansiamos "entrar".

Embora haja muito que não saibamos sobre Cantares, ele nos dá olhos para ver o amor de Deus por seu povo, evocando também todos os nossos outros sentidos. E, ao nos enxergarmos como a noiva, "somos observadores da visão do observador de nós".[10] Como Adão e Eva antes da Queda, estamos nus e não nos envergonhamos diante do Senhor. Mas isso é ainda mais glorioso do que a criação, porque, ao contrário de Adão, nosso Noivo é aquele que tomou nossa vergonha e nos deu a si mesmo e todas

---

[8] T. Yadayim 2:14, citado em Reuven Hammer, "Akiva and the Song of Songs", em *Akiva: Life, Legend, Legacy* (Lincoln: University of Nebraska Press, 2015) p. 96. Disponível em: www.jstor.org/stable/j.ctt1d98bb4.12.
[9] Gregório de Nissa. *Gregory of Nyssa*, p. 29.
[10] Amy Brown Hughes. "Beholding the Beholder", em *Trinity without Hierarchy: Reclaiming Nicene Orthodoxy in Evangelical Theology* (Grand Rapids: Kregel, 2019) p. 131.

as suas bênçãos. Cantares, portanto, não apenas nos leva de volta à criação. Ele encarna a metanarrativa de todo o cânone da Escritura, que ainda está nos conduzindo ao nosso *telos*, e nos dá um vislumbre do que existe por trás do véu, onde experimentamos a presença íntima de Cristo e juntamos nossas vozes com a noiva, cantando "Maranata!" (1Co 16:22; Ap 22:17,20).[11] Ali, temos um gostinho da realidade pela qual todos ansiamos e da qual nossos corpos, criados como homem e mulher, falam. É nos revelado o que o papa João Paulo II chamou de "dignidade do corpo humano, que está organicamente ligada à liberdade da dádiva da pessoa na autenticidade integral de sua subjetividade pessoal, masculina ou feminina".[12] Eu sei que isso é muito para digerir tudo de uma vez. Mas o conteúdo dessa frase será desdobrado nos capítulos seguintes. A conclusão agora é que nossos corpos têm uma grandeza de valor diante de Deus e uns para os outros, e esse é o significado que buscamos. Veja bem, não estou exagerando aqui — isso é realmente algo grandioso! Vamos expandi-lo no próximo capítulo.

Lendo Cantares como Escritura cristã

Então, como devemos ler essa canção? Devemos lê-la como parte do cânone das Escrituras. E lemos as Escrituras de maneira diferente de outros livros. Claro, como outros livros, lemos cada livro da Bíblia de acordo com o gênero em que está escrito. E aqui temos música e poesia. Porém, ao contrário dos livros comuns,

---

[11] Veja Christopher Mitchell. *The Song of Songs, Concordia Commentary* (St. Louis: Concordia, 2003) p. 258.
[12] João Paulo II. *Man and Woman He Created Them: A Theology of the Body* (Boston: Pauline Books & Media, 1986, 2006, TOB 58:6) p. 359.

não somos nós que "ficamos de pé" sobre o texto, envolvendo-nos racionalmente com ele por si só. Estamos "sentados embaixo", lendo a Palavra viva de Deus para seu povo. Como Scott Swain explica: "Somos sujeitos racionais dirigidos pelo Sujeito divino e chamados à amorosa atenção e comunhão."[13] Lemos as Escrituras como *povo* de Deus — em outras palavras, como cristãos. Estamos recebendo sua Palavra, que nos autoriza a ouvir e obedecer. Como *povo* de Deus, não somos leitores isolados, mas fazemos parte de uma comunidade interpretativa histórica. Isso nos ajuda na interpretação, pois temos os parâmetros de nossos credos e de nossas confissões de fé para servir como protetores para nós. Como leitores responsáveis, também devemos observar a forma como a igreja leu Cantares ao longo da história.

Podemos olhar para o cânone das Escrituras como um tratado de aliança iniciando uma comunidade de aliança. Nosso Deus criador transcendente se comunica conosco por meio da aliança. Sua Palavra é promessa. Como é incrível pensar que o Deus trino quer se comunicar e comungar conosco! Revelando-se em sua Palavra viva, nosso poderoso Rei não apenas estabelece os termos de seu relacionamento de aliança com seu povo, mas também cumpre esses termos em nosso favor, livrando-nos da maldição do pecado. Swain destaca a importância do contexto trinitário e pactual na compreensão e interpretação das Escrituras. Ele diz: "A Bíblia é um dos meios preeminentes pelos quais o Deus trino se comunica e mantém comunhão conosco. E a interpretação bíblica é um dos meios preeminentes pelos quais extraímos as riquezas que Deus pactuou conosco em Cristo e mantemos comunhão com ele."[14]

---

[13] Scott Swain. *Trinity, Revelation, and Reading* (Nova York: T&T Clark, 2011) p. 7.
[14] Scott Swain. *Trinity, Revelation, and Reading*, p. 7.

O que tudo isso significa para a forma como lemos Cantares? Bem, o cântico superlativo de toda a Escritura deve ter algo a ver com esta comunhão pactual. Não devemos "achatá-lo",[15] para usar o termo utilizado por Paul Griffiths, como se estivesse meramente falando sobre relacionamentos horizontais, mesmo um tão significativo quanto o casamento pactual entre marido e mulher. Nós não somos capazes de conhecer a maneira mais rica de amar nosso cônjuge se não tivermos nossos desejos devidamente orientados para nosso Grande Amante, Jesus Cristo. Isso não é imperativo tanto para solteiros como para os casados? "Os amores e desejos humanos, mais intensamente os sexuais, figuram e participam de nosso desejo pelo Senhor e dele por nós."[16] Cantares não nos ensina como aperfeiçoar nosso casamento ou de nossas vida de solteiro; antes, ensina-nos como aperfeiçoar nosso amor por Cristo no conhecimento de seu amor por nós e de tudo o que ele prometeu àqueles que o amam.[17] Entrarei nisso com mais detalhes no próximo capítulo, mas o casamento encarna nossa esperança e, portanto, Cantares faz a mesma coisa, porém com as expressões analógicas dos corpos de Jesus Cristo e sua noiva. Nossos corpos são "destinados a cantar o maior de todos os cânticos — o Cântico dos Cânticos".[18] Christopher West explica: "Cantares nos leva ao cerne da fé cristã. E esse cerne é o seguinte: podemos entrar em união nupcial com Deus, nosso anseio mais profundo. A poesia de amor erótico do Cântico dos Cânticos nos dá entrada para a

---

[15] Paul J. Griffiths. *Song of Songs* (Grand Rapids: Brazos, 2011) p. 5.
[16] Paul J. Griffiths. *Song of Songs,* p. 56.
[17] Agradeço a Anna Anderson por me fornecer mais informações em uma comunicação pessoal.
[18] Christopher West. *Our Bodies Tell God's Story: Discovering the Divine Plan for Love, Sex, and Gender* (Grand Rapids: Brazos, 2020) p. 119.

festa de casamento que nunca termina. Somos transportados à canção de amor do céu, mas com um tom terreno, permitindo-nos atingir as notas mais altas, por assim dizer."[19]

Não é essa a razão pela qual os discípulos no caminho de Emaús disseram que seus corações queimavam dentro deles quando Jesus lhes explicava as Escrituras (Lc 24:32)? Logo após a notícia de que o túmulo estava vazio e que Jesus estava vivo, esses discípulos estavam com a cabeça cheia de pensamentos enquanto caminhavam juntos. Jesus se aproximou deles e, impedindo-os de reconhecê-lo, perguntou sobre o que estavam discutindo. Depois de explicarem, ele os repreendeu por sua incredulidade em tudo que os profetas que haviam falado: "E, começando por Moisés e todos os profetas, explicou-lhes o que constava a seu respeito em todas as Escrituras" (Lc 24:27). Não foi até que Cristo abençoou e partiu o pão com eles — e vemos a linguagem do sacramento da Ceia do Senhor: tomou o pão, abençoou-o e partiu-o (Lc 22:19) — que seus olhos foram abertos para reconhecer o Senhor. Anteriormente não podiam vê-lo nas Escrituras; agora eles podiam, e seus corações queimavam. Imagine quando, durante essa caminhada, Jesus chegou ao livro de Cantares! Ele é o Noivo, o amante! Uma chama onipotente (Ct 8:6)! Eles, e nós, somos os amados!

Como Richard Hays afirma, Jesus lê de trás para a frente a fim de que o primeiro evento/significado do texto do Antigo Testamento não seja substituído, mas sim que a interpretação intertextual posterior ilumine o leitor para um reconhecimento retrospectivo: "Como os dois polos de uma figura são eventos dentro do 'fluxo' do tempo, a correspondência só pode ser discernida depois que o

---

[19] Christopher West. *Our Bodies Tell God's Story: Discovering the Divine Plan for Love, Sex, and Gender*, p. 122.

segundo evento ocorreu e conferiu um novo padrão de significado ao primeiro. Mas, uma vez que o padrão de correspondência foi compreendido, a força semântica da figura flui nos dois sentidos, pois o segundo evento recebe um significado mais profundo do primeiro."[20] Por exemplo, quando Paulo escreveu em Gálatas que Sara e Agar eram figuras proféticas representando alegoricamente duas alianças, ele ativou o texto de Gênesis de uma maneira totalmente nova, iluminando nosso entendimento de modo que a leitura em sentido imediato da narrativa revelada pela primeira vez ganhou um sentido muito mais amplo (4:21-31). As leituras proféticas, alegóricas e tipológicas não substituem a leitura primária de sentido simples e claro, mas fornecem um significado mais profundo. Craig Carter trata da seguinte forma: "A intenção autoral humana deve ser entendida como o sentido literal do texto, e a intenção autoral divina, que vai além da intenção humana consciente, deve ser entendida como o sentido literal estendido do texto. Os dois são muitas vezes idênticos, mas às vezes a intenção autoral divina — como na tipologia messiânica, por exemplo — vai além do que o autor humano conscientemente entendia estar fazendo. Essa é a diferença crucial entre escrita inspirada e escrita não inspirada."[21]

Autores e leitores humanos são circunscritos ao tempo; o autor divino não. Portanto, devemos ler as Escrituras teologicamente, procurando o que o Espírito Santo está dizendo às igrejas hoje em sua Palavra reveladora.

Tendo isso em mente, o que podemos saber sobre os personagens que vemos em Cantares? Quer o homem e a mulher

---

[20] Richard B. Hays. *Reading Backwards: Figural Christology and the Fourfold Gospel Witness* (Waco: Baylor University Press, 2014) p. 3.
[21] Craig Carter. *Contemplating God* (Grand Rapids: Baker Academic, 2021) p. 116.

fossem pessoas reais, quer fossem personagens representativos segundo a intenção de escrever do autor humano, eles prefiguravam a história unificada que todo o cânone está contando sobre Jesus Cristo, o esposo, e sua noiva, a Igreja. Agora que temos todo o cânone, tudo fica mais claro. A Bíblia começa e termina com um casamento. No relato da criação, lemos sobre o homem unindo-se à sua esposa, tornando-se uma só carne (Gn 2:24). E, no final de Apocalipse, recebemos uma visão da noiva de Cristo, a nova Jerusalém (Ap 21). Isaías, Oseias, Ezequiel e Jeremias falaram do casamento entre Deus e seu povo.[22] O primeiro milagre que Jesus realizou foi em um casamento (Jo 2:1-11). João Batista chamou a si mesmo de "amigo do noivo", isto é, Jesus (Jo 3:29,30). Paulo escreveu sobre o amor de Cristo por sua noiva, a Igreja, dizendo que é o grande mistério para o qual nossos próprios casamentos apontam (Ef 5:32). Está tudo lá! A questão da intenção autoral humana não nos é dada. É um Cântico, não uma narrativa ou uma epístola. Então, por que deveríamos gastar nossas energias investigando tal questão quando a leitura tipo-simbólica é a leitura mais simples? O Espírito Santo está falando conosco por meio do Cântico. Além disso, dada sua autoria divina e a natureza progressiva da revelação, a Palavra de Deus desde o começo tem a intenção escatológica de ser cumprida além do que os escritores originais poderiam saber. Nós *somos* a noiva, ansiando por aquele dia de consumação e banquete eterno. Logo, podemos nos enxergar como parte da música cantada em Cantares.

Com o contexto canônico e pactual em mente, junto com a natureza progressiva da revelação, podemos entender que há

---

[22] Ou seja, Isaías 50:1; 54:5-8; 62:4,5; Jeremias 2:2,32; 3:6-24; 31:31-33; Ezequiel 16; Oseias 1:2; 2:2,14-16; 3:1-3; 9:1.

uma história sendo cantada através desse Cântico. Essa história é a história de Deus, e nós o reconhecemos como o intérprete de sua própria Palavra. Jesus fez isso por nós no caminho de Emaús, ensinando aos discípulos e a nós sobre o foco cristológico da Palavra, revelando uma intenção escatológica que muitas vezes vai além da compreensão imediata do autor humano.[23] Tudo está se encaixando. Podemos ver um significado ainda mais completo e glorioso de Cantares sendo cumprido em Cristo e seu amor pela Igreja. Matthew Barrett destaca como ler de trás para a frente — isto é, procurando a intenção autoral divina e, portanto, vendo a rica tipologia na Bíblia, em que os tipos iniciais difundidos nas Escrituras apontam para o cumprimento e a realidade em seu antítipo — é como podemos ler as Escrituras como um conjunto unificado canônico.[24] Ele enfatiza a necessidade de abordar o texto como Escritura *cristã*. Isso significa que, ao lermos o texto, devemos enxergá-lo como literatura evangélica falada pelo Deus trino, o qual não apenas comunica uma mensagem de redenção, mas a traz a vida.[25] "Embora sempre preservando a integridade dos muitos autores humanos, privilegiar a ação trinitária do autor divino é essencial porque, caso contrário, a unidade do cânone é sequestrada pelo *pragmatismo*. Em vez disso, tal unidade deve ser o resultado de uma unidade de *substância*."[26] Seja como solteiros, seja como casados ou divorciados, lutando com pornografia, promiscuidade,

---

[23] E ainda me surpreende como o autor humano entrelaçou tantas imagens do Antigo Testamento em perfeição teológica.

[24] Matthew Barret. *Canon, Covenant, and Christology: Rethinking Jesus and the Scriptures of Israel* (Downers Grove: IVP Academic, 2020) p. 24–31.

[25] Matthew Barret. *Canon, Covenant, and Christology: Rethinking Jesus and the Scriptures of Israel*, p. 24.

[26] Matthew Barret. *Canon, Covenant, and Christology: Rethinking Jesus and the Scriptures of Israel*, p. 24–5, ênfase no original.

atração pelo mesmo sexo ou dismorfia de gênero, encontraremos o significado que procuramos nessa substância. Muito do ensino contemporâneo sobre Cantares parece movido pelo pragmatismo, perdendo, assim, a rica e divina melodia do Cântico.

Muitos de nossos comentários contemporâneos sobre esse livro bíblico falham exatamente nisso. Um comentarista afirma: "O público-alvo principal são as solteiras, especificamente as jovens solteiras [...]. Este é um livro sobre a pressão dos colegas na sua melhor forma bíblica!"[27] O autor continua e afirma que Provérbios é um livro para meninos que os instrui a controlar suas paixões, enquanto Cantares comunica basicamente a mesma mensagem, mas para as meninas. Também é um conselho da noiva para as mulheres casadas sobre como expressar de forma intensa seus desejos no contexto do casamento.[28] Outro escreve: "Cantares é artística e tematicamente adorável, mas não particularmente enriquecedor do ponto de vista teológico."[29] Ainda outro autor afirma: "Cantares é um dos textos mais profanos incluídos no cânone hebraico. Além de sua linguagem e temas eróticos, o nome de Deus não é mencionado ou citado em nenhum lugar. Esse livro não possui uma noção de história da salvação ou lei divina, nem oferece diretrizes morais explícitas."[30] Sim, é isso mesmo que você acabou de ler, por mais inacreditável que seja. Chamar Cantares

---

[27] Douglas Sean O'Donnell. *The Song of Solomon: An Invitation to Intimacy* (Wheaton: Crossway, 2012) p. 23-4.
[28] Douglas Sean O'Donnell. *The Song of Solomon: An Invitation to Intimacy*, p. 24.
[29] Paul R. House. *Old Testament Theology* (Downers Grove: IVP Academic, 2012), p. 469.
[30] R. Beaton. "Song of Songs 3: History of Interpretation", no *Dictionary of the Old Testament, Wisdom, Poetry and Writings* (Downers Grove: InterVarsity Press, 2008, e-book, loc. 1674).

de texto profano é o mesmo que dizer que há um livro profano na Bíblia. Dizer que não há qualquer noção de história da salvação em suas páginas é o mesmo que dizer que não tem nada a ver com o desdobramento da redenção. Dizer que ele não oferece diretrizes morais é dizer que não tem nada a oferecer para nossas vidas hoje.[31] Dizer que Cantares não é teologicamente enriquecedor é dizer que sua mensagem não nos diz nada sobre o Autor divino.

Eu não poderia discordar mais. Cantares é uma canção teológica que nos ajuda, homens e mulheres, solteiros ou casados, a conhecer melhor a Deus. Está saturado de imagens, ecos e alusões do Antigo Testamento. Seu autor não apenas conhecia esses textos, mas os entendia profundamente e teceu todas as imagens e tipologias do Antigo Testamento de maneira poética. De forma semelhante ao livro de Hebreus, que nos ensina que Jesus é o sacerdote supremo, o profeta supremo e o rei supremo, Cantares nos ensina como Jesus é o amante supremo, com um tom profundamente deuteronômico. Suas estrofes, suas linhas e sua melodia personificam e expressam o maior mandamento, dado em Deuteronômio 6:5: "Amarás o Senhor, teu Deus, de todo o teu coração, com toda a tua alma e com todas as tuas forças."

Como os pais da igreja e a maioria dos intérpretes antes do século 19, leio Cantares como uma alegoria do amor de Cristo pela igreja, bem como pelo corpo e alma individual do crente. Isso está de acordo com a forma como Jesus nos ensinou a ler o Antigo Testamento. Porém, ao afirmar isso, acredito que os pais da igreja às vezes se perdiam um pouco no alegorismo, buscando decifrar algum código alegórico em cada mínima vírgula e palavra do texto. Em

---

[31] Agradeço à minha amiga Anna Anderson por trazer isso à minha atenção.

vez de dar saltos interpretativos que afirmem que os seios da mulher "apontam para os dois filhos de Arão",[32] devemos deixar que o texto revele sua própria riqueza de significado por meio de sua interação com outros textos canônicos e sua utilização de imagens, alusões e tipologias. Os intérpretes modernos estão certos em defender que não devemos evitar a linguagem erótica de Cantares no que se refere ao amor conjugal e sexual entre marido e mulher. Essas letras magníficas são capazes de abrigar mais do que apenas um significado. Precisamos evitar tanto o alegorismo quanto as interpretações achatadas e reducionistas. Como disse o papa João Paulo II: "O conteúdo de Cantares é ao mesmo tempo sexual e sagrado. Quando se prescinde da segunda característica, acaba-se tratando o cântico como uma composição puramente secular, erótica; e, quando se ignora o primeiro, cai-se no alegorismo. É somente juntando esses dois aspectos que se pode ler o livro da maneira correta."[33]

Outra orientação importante para a leitura de Cantares é manter a devida distinção de que a participação da noiva com o esposo divino é analógica. Não estamos no mesmo plano — Deus é totalmente diferente dos humanos. Ele é o Criador; nós somos as criaturas. Deus não precisa do nosso amor; ele não depende disso. Ele não sofre qualquer alteração por isso. Somos dependentes do amor do Deus trino transcendente, único e incrivelmente pessoal. Isso nos muda. O fato de que ele chama e traz seu povo em união com Cristo por meio de seu Espírito, pela graça por meio da fé, deve nos deixar completamente maravilhados. Não nos tornamos divinos; essa distinção precisa sempre ser mantida

---

[32] APPONIUS. *The Song of Songs: Interpreted by Early Christian and Medieval Commentators* (Grand Rapids: Eerdmans, 2019) p. 165.
[33] João Paulo II. *Man and Woman*. TOB, p. 108n97, 551.

diante de nós. A noiva de Cristo está em união pactual com ele, que está nos purificando e transformando à sua semelhança.

Não posso compreender tudo isso com minha mente finita, mas somos tão amados por Deus, que somos prometidos ao Filho, sendo preparados para o grande dia em que ele virá consumar esta união, dando-nos corpos novos e glorificados feitos para adorar e comungar com ele e uns com os outros perfeitamente, nos novos céus e na nova terra. Como promete a canção de Sandra McCracken: "Faremos um banquete na casa de Sião."[34] Toda a nossa compreensão e nosso discurso sobre Deus devem sempre ser analógicos. Mas ele se revela a nós através de seu Espírito e por meio de sua Palavra para que, embora não possamos conhecê-lo exaustivamente, possamos conhecê-lo verdadeiramente. E conhecê-lo salvificamente é participar do grande e maravilhoso mistério que é o amor de Cristo por sua esposa.

Claro, há outra questão com a qual precisamos lidar quando desejamos ler o texto corretamente. Ao considerarmos o gênero e a forma cristã de lê-lo, ou seja, como Escritura, naturalmente também nos perguntamos quem é o autor humano.

Quem é o compositor?

Bem, a resposta rápida para a pergunta de quem escreveu Cantares é que não saberemos até o dia de nossa glorificação, quando poderemos finalmente perguntar ao Senhor. Como em toda a Escritura, precisamos ter em mente os autores divinos e humanos do texto. Podemos ter certeza de uma coisa: é a Palavra inspirada de Deus para sua igreja.

---

[34] Sandra McCracken. "We Will Feast in the House of Zion", *Psalms* (Towhee Records, 2015).

Quanto ao autor humano por meio do qual o Espírito Santo trabalhou, a primeira linha da canção diz: "Cântico dos cânticos de Salomão". Muitos atribuem a autoria de Cantares, juntamente com os outros livros de sabedoria como Provérbios e Eclesiastes, a Salomão. Ele é mencionado ao longo do texto mais três vezes. Entretanto, o título no primeiro versículo não significa necessariamente que Salomão escreveu o livro. Como observa Robert Jenson, outras traduções possíveis podem ser "'dedicado a Salomão', ou 'sobre Salomão', ou 'no estilo de Salomão', ou talvez ainda de outras maneiras".[35] Salomão poderia funcionar mais como uma *persona*. Sua sabedoria, notoriedade e realeza vêm à mente quando o homem em Cantares é associado a Salomão. Além disso, ele era filho de Davi, e seu nome significa "paz". Talvez ainda mais significativo, como acabei de observar, esse livro é o santo dos santos das Escrituras, e Salomão foi o único qualificado para construir o templo. Mesmo assim, ele também funciona como um contraponto em algumas partes do cântico: o homem mais sábio buscou o amor nos lugares errados; o único qualificado para construir o templo não entendeu a tipologia da mulher como Sião;[36] o rei mais rico não foi capaz de apreciar o "valor único do 'único'".[37] Alguns sugerem que Salomão escreveu esse poema mais tarde em sua vida, criticando a si mesmo. E, no entanto, a evidência literária aponta que sua escrita se deu séculos depois do tempo de Salomão.[38] Além disso, Cantares está tão impregnado de imagens do Antigo

---

[35] Robert W. Jenson. *Song of Songs* (Louisville: Westminster John Knox, 2005) p. 2.
[36] Consulte o Capítulo 3.
[37] Ellen F. Davis. *Proverbs, Ecclesiastes, and the Song of Songs* (Louisville: Westminster John Knox, 2000) p. 301.
[38] Ellen F. Davis. *Proverbs, Ecclesiastes, and the Song of Songs*, p. 239.

Testamento que deve ter sido escrito numa época em que havia uma "biblioteca formal ou informal antecipando um cânone".³⁹

Todavia, se não foi Salomão, quem escreveu Cantares? Mal posso esperar para descobrir na glória. Embora as evidências que a igreja tem neste momento não nos permitam afirmar com certeza, gostaria de compartilhar uma observação interessante. Em 1957, o estudioso israelense S. D. Goitein escreveu um artigo fascinante intitulado "Women as Creators of Biblical Genres" [Mulheres como criadoras de gêneros bíblicos], concentrando-se particularmente na poesia feminina como distinta da poesia masculina hebraica. Ele argumentou que as mulheres hebraicas eram muito ativas na criação da literatura oral que foi preservada no cânone bíblico, por ser, como ele a descreveu, "derramada de um vaso para outro".⁴⁰ As mulheres eram comerciantes, transmitindo oralmente a fé de uma pessoa para outra. Goitein voltou-se para as Escrituras, comparando e contrastando sua própria observação das mulheres durante os primeiros anos do Estado israelense, para mostrar como as mulheres hebreias participavam da vida pública, contribuindo com canções de lamento e canções e danças de vitória (muitas vezes temperadas com zombaria). Elas contribuíram como mulheres sábias, mães em Israel, repreendedoras e profetisas, e com poemas de amor e canções de casamento. Goitein propôs que o autor de Cântico dos Cânticos faz uso do gênero de canções de casamento, dando-nos "uma das mais belas criações da literatura bíblica".⁴¹

Athalya Brenner concordou com Goitein sobre a autoria feminina de Cantares, acrescentando:

---

³⁹ Jenson. *Song of Songs*, p. 4.
⁴⁰ S. D. Goitein e Michael Carasik. "Women as Creators of Biblical Genres", *Prooftexts* 8, no. 1 (1988): 5. Disponível em: www.jstor.org/stable/20689197.
⁴¹ Goitein; Carasik. "Women as Creators", p. 19.

O viés patriarcal característico da literatura bíblica em geral está ausente no Cântico dos Cânticos. As figuras femininas nele são, em grande medida, autônomas: estão ligadas às mães (3.4; 6.9; 8.1,2) e "filhos da mãe" = "irmãos" (1.6; 8.1, 8,9), mas não a um "pai" e sua autoridade [...]. A cooperação feminina na busca do amante masculino é indicada pelos apelos e respostas do coro das filhas de Jerusalém (2.7; 3.5; 5.8,9; 6.1,9; 8.4). A liberdade de amar e expressar amor é mais explorada pelas mulheres do que pelos homens.[42]

Robert Jenson também sugere que o poeta de Cantares é uma mulher, dado o ponto de vista refletido em suas páginas.[43] A voz feminina é a voz dominante na canção, tanto abrindo quanto fechando. O diálogo entre a mulher e o homem destaca a reciprocidade dos amantes e é, em partes, até lúdico. Mark McGinnis estuda o uso da primeira pessoa em Cantares, destacando a predominância do uso da linguagem em primeira pessoa pela mulher sobre a do homem, com exceção da porção central e do clímax do livro. Mas, "mesmo que a mulher não esteja falando", ele diz, "o leitor sente que ela está presente através da vívida descrição do amante (4:1-5), seu desejo apaixonado por ela (4:7-15) e seu completo êxtase com o amor dela (5:1)."[44]

Talvez uma mulher seja a autora humana dessa canção. Pode haver algumas implicações significativas que valem a pena explorar, mas, infelizmente, não sabemos a resposta definitiva. Não

---

[42] Athalya Brenner. *Sheffield Old Testament Guides: The Song of Songs* (Sheffield: Sheffield Academic, 1989), p. 90.
[43] JENSON. *Song of Songs*, p. 3.
[44] Mark McGinniss. *Contributions of Selected Rhetorical Devices to a Biblical Theology of the Song of Songs* (Eugene: Wipf & Stock, 2011) p. 33.

precisamos nos deter nessa questão. No entanto, precisamos ouvir a voz da noiva na canção. Gregório de Nissa refere-se à noiva no cântico como "a professora".[45] Se lermos Cantares como Escritura, e de fato é, então veremos que a noiva está realmente nos ensinando. E, através do uso da perspectiva da primeira pessoa, o leitor se sente atraído pela história, sentindo o que ela sente, enquanto articula e retrata o que sempre desejamos.[46] Como observa Paul Griffiths, "portanto, quando você ressoa com a voz da primeira pessoa da canção, quer você seja homem, quer seja mulher, está se identificando com o amado da canção".[47]

Cante comigo: tornando-se um estudante da canção

Como aprendemos com uma música? Como muitas músicas, esta não é uma narrativa linear. Parece muito com o livro do Apocalipse no sentido de que estamos obtendo breves cenas de diferentes ângulos da câmera. Também como Apocalipse, há um foco escatológico por toda parte, o que ajuda como chave interpretativa. Grande parte da linguagem destina-se a evocar emoção e imaginação, mesmo quando nos leva a fazer conexões com outros usos dessa linguagem ao longo das Escrituras. Ler Cantares muitas vezes me lembra a maneira como processamos um sonho. De fato, muitos comentaristas acreditam que a noiva está sonhando em certas partes da canção, principalmente

---

[45] Gregório de Nissa. *Gregory of Nissa*. Página 51, e nota de rodapé de Norris, "Isto é, a Noiva, que na exegese da Canção de Gregório aparece regularmente no papel de amante de seus aprendizes".
[46] Ver McGinniss. *Contributions*, p.18–21.
[47] Griffiths. *Song of Songs*, p. 9.

nas cenas noturnas. E as cenas de Cantares muitas vezes mudam abruptamente, enfatizando temas como ausência e presença ou a fecundidade dos jardins contra a frieza da cidade.

O que o Espírito Santo está dizendo às igrejas hoje por meio do Cântico dos Cânticos? Através desse livro, podemos ver que a teologia não é apenas uma busca intelectual por conhecer as doutrinas corretas; devemos experimentá-la na vida real. Tanto nossas provações quanto nossos triunfos nos levam a perguntar: *Quem é Deus?* E, quando ele se revela a nós, é mais do que poderíamos imaginar. O conhecimento é profundamente íntimo, a própria chama de Yahweh (Ct 8:6)! Não é algo que conheçamos de forma desconectada de quem somos interiormente; é a maneira pela qual devemos conhecer a nós mesmos, algo que deve penetrar o mais profundo de nosso ser. E então *nos unimos à beleza que vemos, atravessamo-la, banhamo-nos nela, tornamo-nos parte dela.*

Conhecer a Deus é cantar. Meu entendimento é que o Espírito Santo está revelando muitas coisas que ainda não sabemos através da noiva de Cantares. E isso é muito emocionante! Minha contribuição com este livro apenas arranha a superfície das profundezas do que ainda tenho de aprender. Toda vez que volto ao Cântico, encontro novos tesouros. Muitos comentários foram escritos sobre ele ao longo da história. Minha abordagem não é um comentário linha por linha, mas um olhar teológico sobre o que a noiva está ensinando a homens e mulheres por meio de sua melodia. Ela nos ensina sobre nosso amante e sobre ser o amado. É aqui que encontramos nosso significado e valor. Ela nos ensina sobre desejo, doação recíproca, brilho, paz e perseverança. Ela encarna a metanarrativa da Escritura e nos leva à sua consumação. Ela quer que cantemos com ela. E é isso que espero que este livro o leve a fazer. A reforma sexual é uma canção. Quão maravilhoso é isso?

QUESTÕES PARA DISCUSSÃO

1. Qual foi a sua história pessoal de como lhe mostraram e ensinaram a ler Cantares? Ou você simplesmente o evitou toda a sua vida?

2. Como você acha que uma leitura tipológica e alegórica de Cantares inspira nossa visão sobre Deus?

3. Como você acha que Cantares inspirará nossa compreensão do significado de nossos sexos como homem e mulher?

CAPÍTULO 3

Nosso corpo fala

Se você abrir sua Bíblia bem no meio, encontrará o livro de Cantares. É apropriado tê-lo no centro, pois a melodia de sua canção ressoa em todo o cânone das Escrituras. Como já mencionei, a Bíblia começa com um casamento; o primeiro milagre que Jesus fez foi em um casamento; Paulo nos fala em Efésios 5 sobre o grande mistério do casamento como uma tipologia de Cristo e da igreja; e a Bíblia termina com *o* casamento. Cantares é escatológico neste sentido: todos nós, em união com Cristo, aguardamos esse dia. E, no meio de nossas Bíblias, temos o Cântico que expressa aquela bendita comunhão que nos espera e que podemos começar a saborear agora. Enquanto cantamos o Cântico, experimentamos juntos nosso anseio, nossa busca, nossa descoberta e nosso apego ao que está por vir. O casamento está ali, assim como a festa de celebração! E a noiva está nos ensinando sobre a melodia presente em toda a Palavra de Deus e em sua criação.

Certa vez, um pastor me perguntou se eu não estava superestimando toda essa tipologia da mulher como a igreja coletiva, Sião. Parei por um segundo para considerar se eu estava superestimando ou se era ele quem estava subestimando. A segunda opção me pareceu a verdadeira. Matthew Barrett diz: "A tipologia é uma das formas centrais — alguns dizem que é a forma central — pelas quais Jesus e os autores do Novo Testamento viam o Antigo Testamento cumprido no Novo (por exemplo, 1Coríntios 10:6,11; Romanos 5:14; 1Pedro 3:21; Hebreus 8:5; 9:24)."[1] Portanto, quando Paulo diz que a união do homem com a mulher, na qual "os dois serão uma só carne", é

---

[1] Matthew Barrett. *Canon, Covenant, and Christology: Rethinking Jesus and the Scriptures of Israel* (Downers Grove, IL: IVP Academic, 2020) p. 31.

um profundo mistério que fala da relação entre Cristo e a Igreja (Efésios 5:31,32), ele está nos ensinando tanto alegoria quanto tipologia. Temos essa metáfora ampliada do amor de Cristo pela Igreja retratada no casamento humano. O homem e a mulher são tipos que apontam para a realização e a realidade em seu antítipo, Cristo e sua noiva, a igreja. Paulo estava exagerando nessa tipologia? Ele não estava usando a própria linguagem de Cantares quando disse que Cristo trabalha "para apresentá-la a si mesmo como igreja gloriosa, sem mancha, nem ruga, nem qualquer coisa semelhante, mas santa e irrepreensível" (Ef 5:27)? Não é exatamente isso que vemos em Cantares 4:1-7, onde o Noivo chama a atenção para a noiva no dia de seu noivado, proclamando: "Você é toda formosa, meu amor, e não há mancha em você" (4:7 NKJV)?

Tendo em mente esse quadro mais amplo, aprendemos mais sobre o relato da Criação. Não era bom que Adão, como o primeiro homem feito do solo da terra, estivesse sozinho (Gênesis 2:18). Em vez de criar o homem e a mulher ao mesmo tempo, Deus criou a mulher a partir do homem, não do solo da terra, e a criou em segundo lugar. O que isso significa? A mulher era a coroa da criação, sendo criada não do pó da terra, mas como um marcador escatológico. Quando Adão viu a mulher, viu seu *telos*, o que deveria se tornar — parte da noiva coletiva de Cristo em união com seu Noivo. Vemos na mulher uma tipologia da igreja, fluindo do lado de Cristo. E, em Cantares, experimentamos uma explosão dessa tipologia com a celebração da mulher, ensinando a mulheres e homens o que é ser a noiva de Cristo. É apropriado que uma mulher nos ensine isso. Como diz minha amiga Anna Anderson: "Nosso desejo de amar e ser amada faz parte de quem somos como a criatura escatológica. Acredito que essa canção, possivelmente escrita por uma mulher, respira a metanarrativa, vive a metanarrativa, encarna a metanarrativa, dá-lhe sons, formas, texturas, sensações e cheiros como nenhum outro livro da Bíblia."[2] Nosso corpo fala! Depois de passar um tempo significativo imersa em Cantares, agora vejo isso em todo o restante das Escrituras. As referências intertextuais e as imagens que me levam de volta à canção são surpreendentes. Distinguirei em maiores detalhes os diferentes tipos de referências literárias no Capítulo 6, mas a intertextualidade nas Escrituras ocorre quando um texto faz referência a outra seção do cânone, causando uma relação entre os dois textos e aprimorando o significado de ambos. Uma vez que os 66 livros da Bíblia fazem parte de um cânone unificado com um autor divino, isso é de se esperar.

Neste capítulo, compartilho uma pequena amostra de lugares onde vi a melodia do Cântico, juntamente com sua tipologia dos noivos. Concentro-me mais fortemente na tipologia da mulher/noiva porque acredito que a negligenciamos como igreja. Ela tem muito a nos ensinar sobre nosso Noivo, e chegaremos a essa tipologia do homem/noivo também. Vamos começar com uma das minhas favoritas: Jesus conversando com a mulher samaritana no poço em João 4:1-42. Mas, para que possamos entender como esse relato está relacionado com Cantares, primeiro precisamos entender o contexto bíblico por trás da passagem.

---

[2] Anna Anderson, e-mail pessoal.

REFORMA **sexual**

Mulheres, poços e casamentos[3]

Aonde alguém vai hoje em busca de uma esposa? As opções são várias: a internet, a universidade, a igreja, o poço local (talvez este último não tanto). Porém, na antiga sociedade do Oriente Próximo, o poço era onde todas as boas mulheres poderiam ser encontradas para o casamento. Rebeca, Raquel, Zípora — todas foram encontradas ali. Quando um poço surge na narrativa bíblica, o leitor deve estar atento ao que o Espírito Santo está dizendo: alguém está prestes a ser fisgado. Padrões literários comuns podem ser vistos em cada noivado. Robert Alter liga os pontos para nós:

> O que eu gostaria de sugerir é que, quando um narrador bíblico chega ao momento do noivado de seu herói, tanto ele quanto seu público estão cientes de que a cena deve se desenrolar em circunstâncias particulares, de acordo com uma ordem fixa. Se algumas dessas circunstâncias fossem alteradas ou suprimidas, ou se a cena fosse realmente omitida, isso comunicaria algo ao público tão claramente quanto o braço atrofiado de nosso décimo segundo xerife diria algo ao público de um filme. A cena do tipo de noivado, então, deve ocorrer com o futuro noivo, ou seu substituto, viajando para uma terra estrangeira. Lá ele encontra uma garota — o termo "*na'arah*" invariavelmente ocorre, a menos que a donzela seja identificada como filha de fulano — ou garotas em um poço. Alguém, seja o homem ou a mulher, tira água do poço; depois, a moça ou moças correm para levar para casa a notícia

---

[3] Esta seção apareceu originalmente como um artigo para o *The Mod* e é usada com permissão: Aimee Byrd, "Women, Wells, and Weddings", *Modern Reformation*, 7 de outubro de 2019. Disponível em: https://www.whitehorseinn.org/2019/10/the-mod-women-wells-and-weddings/.

da chegada do estranho (os verbos "correr" e "se apressar" recebem ênfase recorrente nessa junção da cena-tipo); finalmente, um noivado é celebrado entre o estranho e a moça, e, na maioria dos casos, somente após ele ter sido convidado para uma refeição.[4]

Alter também observa como os poços simbolizam a fertilidade de uma mulher ou a sexualidade feminina em geral, referindo-se a Provérbios 5.15-18.[5] Vamos dar uma olhada nesse texto.

Richard Whitekettle trabalhou para desenvolver essa homologia útero/fonte, mostrando que o corpo de uma mulher, em sua estrutura e função, corresponde à ordem do espaço sagrado levítico.[6] É por isso que vemos todas aquelas estranhas leis de pureza associadas à menstruação e descarga pós-parto da mulher em Levítico (12; 15:19-33) — seu útero representa plenitude de vida, o santuário interior do reino divino. Quando transborda como água ilimitada, torna-se inabitável por toda a vida e uma ameaça ao santuário, fazendo-a cerimonialmente impura pelos tempos estabelecidos (ainda outro padrão de números familiares) de sete ou quarenta dias.

Nesta homologia, vemos outro padrão literário das Escrituras de "criação-descriação-recriação", em que a água ilimitada é confinada, tanto com a criação em Gênesis 1 quanto com o relato

---

[4] Robert Alter. *The Art of Biblical Narrative* (Nova York: Basic Books, 2011), p. 51–2.
[5] Robert Alter. *The Art of Biblical Narrative*, p. 62.
[6] Veja Richard Whitekettle. *Levitical Thought and the Feminine Reproductive Cycle: Wombs, Wellsprings, and the Primeval World*, VT 46 (1996): 376–91. Ele define homologia como "uma semelhança reconhecida entre dois objetos com base em semelhanças percebidas em estrutura e função".

do dilúvio na segunda metade de Gênesis 7 e início de Gênesis 8.[7] À medida que aprendemos sobre o conceito de mulher na Bíblia, vemos que padrões literários estão por toda parte. Na história da Criação, vemos uma sequência escatológica em que o segundo preenche e frutifica o primeiro:[8]

> O dia e a noite são preenchidos com o sol e a lua para iluminação.
>
> O céu e o mar são separados e então preenchidos com criaturas marinhas e criaturas voadoras.
>
> A terra é separada do mar e cheia de vegetação, animais e homem.

Esse padrão nos prepara para a criação do segundo ser humano — a mulher. O público levítico original, conhecendo bem as necessidades cultuais de sacrifício e purificação para se aproximar de Deus, viu na criação da mulher plenitude de vida. Ela foi parceira litúrgica de Adão, frutificando sua palavra. Ela foi um marcador escatológico, como descreve Mark Garcia, a coroa da semana da criação, na qual Adão viu seu *telos* (seu objetivo e o de todos nós) como a união à noiva coletiva de Cristo. Ela era a glória do homem, retratando o que todos somos chamados a ser:

---

[7] Whitekettle, p. 389. Citando D. J. A. Clines. "Theme in Genesis 1–11", CBQ 38 (1976): 499–502.

[8] Ver Mark A. Garcia. Lecture 3.1, "*Glory and the Second Human*", videoaula do curso de Antropologia Teológica, *Greystone Theological Institute*, acessado em 10 de junho de 2019. Temas da mulher como marcador escatológico, resposta litúrgica e fecundidade dinâmica neste artigo são construídos em todo o curso de antropologia teológica de Garcia. Disponível em: https://www.greystoneconnect.org/library/theological-anthropology/about/.

uma "habitação para a vida".⁹ De todas essas maneiras, a mulher conta a história por trás da criação.¹⁰ E vemos o que o Noivo sacrifica por sua noiva. Como nos é dito em Gênesis 2:24, o homem deve deixar mãe e pai para se unir à sua esposa. Adão, que recebeu a vocação sacerdotal de guardar e manter o templo do jardim, sacrificou seu próprio corpo para a criação de sua noiva. Nosso verdadeiro Noivo, Jesus Cristo, deixou a comunhão com o Pai no reino celestial para vir buscar sua noiva, a igreja. O guardião de nossas almas (Salmos 121) sacrificou seu próprio corpo por sua noiva. Plenitude de vida para os portadores da imagem de Deus é estar unido a Cristo como sua noiva. A história está tomando forma.

É por essa razão também que vemos certas leis protetoras para as mulheres, e até mesmo como a corrupção de tais mandamentos está associada à violação da terra ou do tabernáculo (veja Deuteronômio 24:4). Adão falhou rapidamente como cabeça da aliança e sacerdote no templo do jardim sagrado. Ele falhou em expulsar a coisa impura do templo e permaneceu passivamente parado enquanto a serpente conversava com a própria personificação do espaço sagrado, sua esposa.¹¹ Novamente, o público original nutriria um clima de suspense enquanto tal história era lida. A mulher já havia completado a história, acrescentando "nem tocar" ao mandamento de não comer da árvore (que é paralelo

---

[9] GARCIA. *"Glory and the Second Human."*
[10] Veja Richard Bauckham. *Gospel Women: Studies of the Named Women in the Gospel* (Grand Rapids: Eerdmans, 2002) para um ensino sobre mulheres funcionando como interrupções ginocêntricas de textos bíblicos androcêntricos, revelando a história por trás da história.
[11] Ver GARCIA, Lecture 2.3, "The Levitical Woman", videoaula do curso de Antropologia Teológica, Greystone Theological Institute.

à linguagem em Levítico 11:8).[12] Impureza e morte abundaram quando ela foi enganada e ambos tocaram e comeram. O que o sumo sacerdote deveria fazer nesse momento? O público original sabia que precisava haver um sacrifício pelo pecado. Seria Adão? Ele se ofereceria no lugar de sua noiva?[13] Infelizmente, nenhuma oferta de sacrifício por parte desse sumo sacerdote e marido foi oferecida. Sabemos como a história terminou.

Tudo isso resultou em outra cena do poço, desta vez no Novo Testamento. Em João 4, temos um dos diálogos mais longos dos quatro evangelhos. A maioria dos elementos está lá, e os que estão alterados nos dizem algo. Jesus viajou de/para uma terra estrangeira: da Judeia à Samaria (logo Samaria). Ele se sentou em um poço (o poço de Jacó!), e lá encontrou sua *na'arah*. Os leitores já devem estar captando essa narrativa de noivado. Porém, essa não é a *na'arah* que eles esperavam. Aprendemos primeiro que ela é uma samaritana desprezada. Mais tarde, ficamos sabendo de sua história sexual. Jesus fez a pergunta, só que não foi formulada como uma pergunta: "Dá-me um pouco de água" (João 4:7). Em vez de atender ao pedido, uma conversa teológica se seguiu. Jesus respondeu ao sarcasmo da mulher sobre a identidade dos dois, contando-lhe sobre a água viva — exatamente o que sua existência corporal como mulher retrata. Ela disse que ele não tinha nem um balde, mas ele sabia que "o propósito no coração do

---

[12] Veja P. Wayne Townsend. *Eve's Answer to the Serpent: An Alternative Paradigm for Sin and Some Implications in Theology.* Disponível em: https://faculty.gordon.edu/hu/bi/ted_hildebrandt/otesources/01-genesis/text/articles-books/townsend_evesanswer_ctj.pdf.
[13] Ver L. Michael Morales. *Who Shall Ascend the Mountain of the Lord? A Biblical Theology of the Book of Leviticus* (NSBT. Downers Grove, IL: IVP, 2015) p. 181–84.

homem é como as águas profundas, mas o homem inteligente o descobrirá" (Pv 20:5). Foi aí que Jesus pediu que ela chamasse seu marido para que pudesse aprender que, embora ela fosse como aquela mulher passada de marido para marido em Deuteronômio 24:1-4, de modo que seu próprio corpo, que deveria representar o espaço sagrado, havia sido contaminado e não possuía marido de verdade agora, Jesus era o fiel Marido e Sumo Sacerdote. Ao contrário de Adão, Jesus é o sacrifício perfeito. Ele daria sua própria vida por sua noiva e a levaria ao coração do reino divino — o santo dos santos. Ele é o Noivo que diz: "Levanta-te, minha amada, minha bela, e vem. Olha e vê que o inverno já passou; a chuva cessou e já se foi" (Ct 2:10,11).

Todas essas conotações de culto e sacerdócio na conversa do poço (e como eu gostaria de ter espaço para chegar à imagem dos espelhos e da pia em Êxodo 38:8[14]) obviamente levaram a mulher a perguntar sobre a verdadeira adoração. Essa mulher impura estava aprendendo que deveria ser "[uma] fonte de jardim, poço de águas vivas, correntes que descem do Líbano!" (Cantares 4:15). O leitor é conduzido da fala de João Batista sobre Jesus: "A noiva pertence ao noivo" (João 3:29) até esta cena de noivado em João 4. Jesus revelou à mulher: "Sou eu, o que está falando contigo" (4:26). Não devemos fazer uma pausa em nossa leitura e contemplarmos a beleza desse episódio com admiração? Os discípulos entraram em cena estupefatos. E o que essa mulher fez? Apressou-se, deixando o seu cântaro para trás, a fim de trazer para casa a notícia da chegada do Marido. Como a noiva em Apocalipse, ela juntou

---

[14] Ver Aimee Byrd. *Dignifying the Women at the Entrance* (Aimee Byrd, 23 de abril de 2021). Disponível em: https://aimeebyrd.com/2021/04/23/dignifying-the-women-at-the-entrance/.

sua voz à voz do Espírito, dizendo: "Vem!" (João 4:29; Apocalipse 22:17). E as pessoas vieram. A água viva estava fluindo. O poço de fato representava fecundidade e vida — mesmo para os samaritanos. "E muitos samaritanos daquela cidade creram nele, por causa da palavra da mulher, que testemunhava" (João 4:39). E eles o convidaram para ficar. Tenho certeza de que o alimentaram, mas não temos detalhes de nenhum banquete. Talvez a razão disso seja a de que juntemos as nossas vozes às do Espírito e da noiva, antecipando a grande festa que está por vir.

"Vem! E quem ouve, diga: Vem! Quem tem sede, venha; e quem quiser, receba de graça a água da vida" (Apocalipse 22:17).

Salmo 46 e Cantares

Essa imagem da água que dá vida, da mulher e da união de Cristo e sua igreja também aparece nos Salmos. Talvez você já estivesse esperando uma seção sobre o salmo 45 e Cantares. Afinal, essa é a música do casamento real. Lemos a introdução dela em nossas Bíblias, que nos informa que essa é uma canção de amor: "Ao mestre de canto, segundo a melodia 'Os lírios'". Oh, os próprios lírios são o sinal revelador do Cântico dos Cânticos, se não o fato de que é uma canção de amor! Abordaremos os lírios mais tarde, mas eles imediatamente nos lembram do povo de Deus, a igreja. Podemos observar sua aparição por toda a música. Vemos alusões ao salmo 45 em Cantares, o que não é muito difícil! Ah, sim, "nos teus lábios se extravasou a graça", Senhor, e sua canção nos mostra como ela flui por toda a sua Palavra para nós (Salmos 45:2).

Mas o salmo 46 me pegou de surpresa. Lá estava eu, reunida com minha família em frente à nossa *smart TV*, pronta para assistir à transmissão ao vivo do culto de adoração de nossa igreja durante o bloqueio da covid-19 em nosso estado. O texto do sermão era o salmo 46. E, quando meu pastor começou a pregar, fiquei surpresa com o quanto da linguagem desse salmo é repetida em Cantares. Minha mente começou a borbulhar com pensamentos. Compartilhei minha empolgação sobre isso em voz alta com minha família, ao que meus filhos adolescentes responderam: "Mãe, estamos tentando prestar atenção no sermão." Tive de segurar meus pensamentos até que a transmissão ao vivo terminasse. Essa bênção através da tela me deixou num ânimo e empolgação incríveis para juntar minhas notas mentais.

A noiva como fortaleza

Antes de continuarmos, sugiro que você interrompa a leitura por um momento e vá ao salmo 46. Meu pastor começou com o primeiro versículo: "Deus é nosso refúgio e fortaleza, socorro bem presente na angústia" (v.1). Ele nos mandou "imaginar a fortaleza da parede grossa e as torres nas esquinas".[15] Foi quando me ajeitei em meu assento com bastante interesse. No final de Cantares, a mulher declara corajosamente: "Eu sou um muro, e os meus seios são como as suas torres. Por isso, aos olhos dele sou como aquela que acha paz" (Cantares 8:10). Não há como isso ser uma coincidência.[16] Porque Deus é nosso refúgio e fortaleza, o salmo nos diz:

---

[15] Francis Vandelden. "*Take Refuge in God*", sermão, *New Hope Orthodox Presbyterian Church*, MD, pregado em 29 de março de 2020. Disponível em: https://www.you tube.com/watch?v=QLbrK7cI6V4&t=13s.

[16] O que também é interessante notar é que Deus também chama a si mesmo de ajudante — a mesma descrição que ele usa para dizer a Adão o que ele precisa em uma mulher. "Disse mais o Senhor Deus: Não é bom que o homem esteja só; eu lhe farei uma ajudadora que lhe seja adequada" (Gênesis 2:18). Para saber mais sobre a mulher como *ezer* e o contexto militar de *ezer*, consulte Carolyn Custis James. Half the Church: Recapturing God's Global Vision for Women (Grand

"não temeremos", não importa o que aconteça na terra, "ainda que as águas venham a rugir e espumar, ainda que os montes estremeçam na sua fúria" (Salmos 46:2,3). Mais uma vez, fui levada ao final da canção! "As muitas águas não podem apagar o amor, nem os rios afogá-lo" (Cantares 8:7). Isso é fascinante, pois a mulher está tão unida a Cristo, que a proteção, a vida e a paz deste são dela.

As correntes que fluem são um deleite para a noiva/cidade de Deus

À medida que o salmo continua, mais fico maravilhada: "Há um rio cujas correntes alegram a cidade de Deus, o lugar santo das moradas do Altíssimo. Deus está no meio dela, e não será abalada; Deus a ajudará desde o amanhecer" (Salmos 46:4,5). Mal posso acreditar que está tudo lá! Em Cantares, tanto a fortaleza quanto as fontes correntes estão tipologicamente ligadas à noiva. Ela afirma que é uma parede e seus seios são torres (Cantares 8:10), e o Noivo a chama de "fonte de jardim, poço de águas vivas, correntes que descem do Líbano!" (4:15).

Esse é o versículo que acabamos de ver praticamente saindo da boca de Jesus em conversa com a mulher no poço: "mas quem beber da água que eu lhe der nunca mais terá sede; pelo contrário, a água que eu lhe der se tornará nele uma fonte de água a jorrar para a vida eterna" (João 4:14). Mais tarde, em João, vemos Jesus elaborar isso novamente: "No último e mais importante dia da festa, Jesus levantou-se e clamou: 'Se alguém tem sede, venha a mim e beba. Como diz a Escritura, rios de água viva correrão do

---

Rapids: Zondervan, 2011); Aimee Byrd. *No Little Women: Equipping All Women in the Household of God* (Phillipsburg: P&R, 2016).

interior de quem crê em mim" (7:37,38). Aprendemos no versículo seguinte que "ele disse isso referindo-se ao Espírito" (v.39). Isso é encontrado também no final do livro de Apocalipse, onde Jesus diz: "Darei de beber de graça da fonte da água da vida", e onde João descreve: "Então, o anjo mostrou-me o rio da água da vida, claro como cristal, que saía do trono de Deus e do Cordeiro, no meio da praça da cidade. De ambos os lados do rio estava a árvore da vida, que produz doze frutos, de mês em mês" (Apocalipse 21:6; 22:1,2). Em Apocalipse, vemos que "a cidade santa, a nova Jerusalém", está "enfeitada como uma noiva preparada para o seu noivo" (21:2). Essa conexão da mulher com a água corrente e o jardim/cidade/templo aponta para a unidade da noiva e do Espírito — *Deus está no meio dela* (Salmos 46:5).

A glória do Líbano

Agora, vamos falar sobre o Líbano por um momento. Como vimos em Cantares 4:15, a mulher é chamada de "poço de águas vivas, correntes que descem do Líbano". O Líbano é mencionado sete vezes em Cantares, simbolizando a perfeição (3:9; 4:8 [x2]; 4:11,15; 5:15; 7:4). O Noivo pede à mulher: "Vem comigo do Líbano, noiva minha, vem comigo do Líbano" (4:8). Ellen Davis observa como os israelitas associaram o Líbano ao templo em Jerusalém. "'Líbano' tornou-se uma palavra-código para a glória de Jerusalém como morada de Deus."[17] O *Dictionary of Biblical Imagery* observa: "A madeira nobre e aromática do cedro do Líbano é tão sinônima do templo salomônico, que 'Líbano' se torna

---

[17] Ellen F. Davis. *Proverbs, Ecclesiastes, and the Song of Songs* (Louisville: Westminster John Knox, 2000) p. 267–8.

uma metáfora para o templo e sua glória (Salmos 92:12,13; Isaías 60:13; Jeremias 22:23; Ezequiel 17:3,12; cf. Eclesiastes 50:12)."[18] Não apenas vemos a mulher chamada de águas correntes fluindo do Líbano em Cantares, mas o Noivo também diz a ela: "A fragrância das tuas vestes é como a fragrância do Líbano" (4:11). Seu corpo está continuamente associado ao espaço sagrado! Mais uma vez, somos lembrados, *ele está no meio dela*.

Ao nascer do dia

Em Salmos 46:5, lemos: "Deus a ajudará desde o amanhecer". Vemos esse tema da manhã surgindo em Cantares. Logo no início, a mulher exclama: "Antes que surja o dia e fujam as sombras, volta, amado meu, e faze-te semelhante ao cervo e ao filhote da corça sobre os montes de Beter" (Cantares 2:17). No clímax da canção, onde vemos o casamento e a consumação, o Noivo reflete suas palavras de volta para ela: "Antes que raie o dia e fujam as sombras, irei ao monte da mirra e à colina do incenso" (4:6). Davis novamente nos ajuda com o simbolismo do culto aqui.

> A mirra era o principal ingrediente do "óleo sagrado da unção" que era aplicado generosamente na construção do Templo, em seus móveis, vasos e sacerdotes. O incenso era misturado com a oferta de cereal apresentada por cada israelita, de modo que o holocausto exalaria um "aroma agradável ao Senhor" (Levítico 2:2). Fica claro, então, que o "cheiro" pessoal da mulher é, na verdade, o perfume do Templo. O amante corre como um peregrino ansioso para as montanhas de especiarias, uma imagem que evoca de forma bela

---

[18] Leland Ryken; James C. Wilhoit; Tremper Longman III. eds., *Dictionary of Biblical Imagery* (Downers Grove: IVP Academic, 1998) p. 963.

as curvas de um corpo feminino e o Monte Sagrado em Jerusalém, onde os fortes odores de mirra e incenso convidam a lembrar a intimidade do povo de Israel com seus Deus.[19]

Ele está no meio dela. Ela está associada com a montanha do templo de Jerusalém. Nessa linguagem altamente erótica de sua noite de núpcias, o Noivo elogia sete partes do corpo da noiva em um *wasf*,[20] apontando para a conclusão e perfeição — ela é o aroma, a glória (Ct 4.1-7).

As delícias do novo Éden

Em seu sermão, meu pastor mencionou a linguagem edênica no salmo 46. O rio com correntes agradáveis e Deus habitando com seu povo ecoam a linguagem do Éden. Cantares também está repleto dessas imagens. Phyllis Trible diz: "Talvez o paraíso descrito em Gênesis 2 e destruído em Gênesis 3 tenha sido recuperado, expandido e melhorado em Cantares [...]. A mulher é o jardim (4:10-15), e para o jardim vem seu amante (5:1; 6:2,11). Juntos, eles desfrutam deste lugar de deleite sensual."[21] Sim, essa palavra *deleite* é vista recorrentemente em Cantares. Mas a linguagem edênica tanto no salmo 46 quanto em Cantares nos aponta não o passado, mas o futuro, a nova cidade/jardim/templo escatológica. Vemos a noiva apresentada dessa forma em Apocalipse. Essa linguagem está de acordo com o que mencionei sobre como Cantares funciona como o santo dos santos das Escrituras, onde Cristo

---

[19] Ellen F. Davis. *Proverbs, Ecclesiastes, and the Song of Songs*, p. 265.
[20] Na antiga poesia de amor árabe, os *wasfs* descrevem deliciosamente várias partes do corpo, muitas vezes usando comparações metafóricas.
[21] Phyllis Trible. "Depatriarchalizing in Biblical Interpretation", *JAAR 41*, no. 1 (1973): p. 42–43. Disponível em: www.jstor.org/stable/1461386.

está intimamente presente com seu povo, levando sua noiva e nos conduzindo para além do véu até a câmara/santuário interior. O Noivo traz paz ao seu povo e à terra. E a noiva une sua voz à do Espírito, chamando seus irmãos e irmãs para "vir".

A noiva formidável

E há mais! Duas vezes no salmo 46 vemos este refrão: "O Senhor dos Exércitos está conosco; o Deus de Jacó é nosso refúgio" (v. 7,11). Duas vezes em Cantares vemos que a mulher é "imponente como um exército e suas bandeiras" (Cantares 6:4,10). Ela é formidável! Não é por que o Deus de Jacó, o Deus da aliança, é a sua fortaleza? Não somos lembrados disso em João 4, onde Jesus usou a linguagem de Cantares enquanto conversava com a mulher no poço de Jacó? Meu pastor fez referência a Hebreus 6:17-19: "Assim, Deus, querendo mostrar mais claramente aos herdeiros da promessa a imutabilidade de seu propósito, interveio com juramento, para que nós, que nos refugiamos no acesso à esperança proposta, tenhamos grande ânimo por meio de duas coisas imutáveis, nas quais é impossível que Deus minta. Essa esperança é para nós âncora da alma, segura e firme, que entra no lugar interior, além do véu." Lá estamos nós novamente, conduzidos por trás da cortina para a câmara interna por nosso Noivo. Por meio de sua aliança, ele se conecta a nós. Que história grandiosa nosso corpo conta!

O uso de Cantares por João em sua narrativa da ressurreição

Apenas duas semanas após este sermão sobre o salmo 46, meu pastor pregou seu primeiro sermão de Páscoa para uma congregação em quarentena. Ele pregou sobre o relato da ressurreição em João 20. Bem, eu não esperava experimentar algo semelhante ao que aconteceu na semana anterior tão cedo, novamente vendo o Cântico dos Cânticos em todos os lugares, junto com as conexões do Apocalipse. Porém, quando paro para pensar, até faz sentido, pois estou descobrindo que João, o discípulo amado, era um ótimo cantor do Cântico. E assim aconteceu de novo. Minha mente estava girando; corri para meu computador e fui atrás daquela bênção, com as alusões derramando-se numa espécie de estilo de fluxo de consciência.

A noiva que procura

Era a primeira manhã de Páscoa, mas o povo de Cristo ainda não sabia. Tudo o que sabiam era que o túmulo estava vazio. Eles ainda estavam experimentando a escuridão, como a noiva sonhadora nas cenas noturnas da canção, em busca de pistas. Enquanto era tão cedo que ainda estava escuro, Maria Madalena foi ao túmulo e descobriu que a pedra havia sido removida! Onde ele está? Onde estava aquele a quem sua alma amava? Foi o que a noiva de Cantares perguntou. Ela o procurou, mas não o encontrou (3:2). Maria Madalena correu para os discípulos, relatando freneticamente que não sabia onde o haviam colocado (João 20:2). Todos correram de volta e encontraram os panos de linho caídos ali, junto com o lenço que antes envolvia a cabeça de Jesus, agora dobrado e colocado de lado (João 20:3-10). Onde ele está? Onde estava aquele a quem sua alma amava (Cantares 3:3)? Maria não sabia que era manhã de Páscoa, repleta da primavera de uma nova vida, pois ainda estava experimentando a escuridão. Ela e as outras mulheres não tinham ouvido o Noivo cantar à noite para o seu amor: "Levanta-te, minha amada, minha bela, e vem. Olha e vê que o inverno já passou; a chuva cessou e já se foi" (Cantares 2:10,11). Eles não tiveram o entendimento para cantar em resposta: "Antes que surja o dia e fujam as sombras, volta, amado meu, e faze-te semelhante ao cervo e ao filhote da corça sobre os montes de Beter" (Cantares 2:17).

Os discípulos voltaram para onde Maria os havia encontrado, porém ela permaneceu em frente ao túmulo, chorando. É nesse ponto da narrativa que gostaria de me lembrar dos lírios mais uma vez. Como observa Havilah Dharamraj, Israel se identificava com o "'lírio' e a 'pomba', ambas imagens familiares em Cantares". Ela faz referência a 2Esdras 5:23-26, "datado do final do primeiro século d.C.", como o primeiro documento a retratar isso.[22] Muito antes, vemos que a noiva em Cantares se identifica como "o lírio dos vales" (2:1) e o Noivo concorda, dizendo: "Como um lírio entre os espinhos, assim é a minha amada entre as moças" (2:2). Maria Madalena completa aqui o retrato da noiva que procura (Cantares 3:1; 5:6). Ela é uma figura da igreja de Cristo. Entretanto, sua cena não se passa em uma noite escura na cidade, mas num jardim ao amanhecer. Ela era

---

[22] Havilah Dharamraj. *Altogether Lovely: A Thematic and Intertextual Reading of the Song of Songs* (Minneapolis: Fortress, 2018) p. 2–3. Ela anota 2 em Esdras 5:23-26: "'Meu Senhor, meu Mestre', eu disse, 'de todas as florestas da terra e de todas as suas árvores, escolheste uma videira; de todas as terras do mundo você escolheu um lote; e de todas as flores do mundo você escolheu um lírio. De todas as profundezas do mar você encheu um riacho para si mesmo, e de todas as cidades já construídas você separou Sião como sua. De todos os pássaros criados você nomeou uma pomba, e de todos os animais criados você tomou uma ovelha.'" Traduzido por Jeremy Knapp. Disponível em: https://tinyurl.com/ycs6yrfe.

um lírio para seu Noivo, o Cristo ressurreto, aquele que "cuida do seu rebanho entre os lírios" (Cantares 2:16). Ele estava com ela o tempo todo.

    O Senhor está com o seu povo. Era lá que Maria o encontraria. Ou melhor, ele a encontrou. "O meu amado desceu ao seu jardim, aos jardins de plantas perfumosas, para cuidar do rebanho e para colher os lírios. Eu sou do meu amado, e o meu amado é meu; ele cuida do rebanho entre os lírios" (Cantares 6:2,3). O Noivo estava lá. Ele perguntou por que ela estava chorando e quem estava procurando. Ela o confundiu com o jardineiro (João 20:14,15). Ah, sim, o jardineiro — *ele é o jardineiro*! Lá estava o Noivo, o segundo Adão, parado em seu jardim. Que imagem para nós! Vemos indícios do Éden e noções prolépticas ou antecipatórias da verdadeira cidade/jardim/templo, para cuja tipologia a própria noiva aponta (Apocalipse 21). É como se o futuro estivesse invadindo o presente. E que maravilhoso lembrete para nós hoje: ele cuida do rebanho entre os lírios! Cristo está com sua igreja.

A noiva que se agarra

"Maria", ele a chamou pelo nome. Ah, reconhecimento! É ele! Ela encontrou aquele a quem sua alma amava, agarrou-se a ele e não o deixou ir (Cantares 3:4). Claro que ela assim faria! Mas não era o momento certo. Não era o tempo de levá-lo para a casa de sua mãe, Sião — a câmara daquele que a concebeu (Cantares 3:4).[23] Jesus lhe disse: "Não me segures, pois ainda não voltei para o Pai [...] meu Pai e vosso Pai, meu Deus e vosso Deus" (João 20:17).

---

[23] Agradeço à minha amiga Anna Anderson por apontar essa conexão para mim.

Esse tempo chegará para a noiva, mas não é agora. Ainda não (Apocalipse 12).

A noiva que encontra a paz

Voltaremos a Maria, mas primeiro vamos dar uma olhada no que aconteceu depois que ela anunciou as boas novas. Jesus procurou os outros discípulos. Ah, como a noiva falha. Nós dormimos, pecamos, procuramos, mas não encontramos. Porém, o Noivo virá ao seu encontro — ao nosso encontro. Os discípulos estavam reunidos com as portas trancadas por medo de perseguição. Eles nem precisaram se levantar para abrir a porta para o Amado (Cantares 5:5). Ele apareceu, não com condenação, mas proclamando: "Paz seja convosco […] Paz seja convosco" (João 20:19,21). Oh, como seus corações devem ter estremecido dentro deles (Cantares 5:4)![24] A noiva havia encontrado a paz! A noiva é uma fortaleza que encontra sua paz nos olhos do Noivo (Cantares 8:10). Ele soprou sobre os discípulos, dizendo-lhes que recebessem o Espírito, pois estava vindo. É claro! No início de Cantares, o Noivo diz à sua noiva que ela tem olhos de pomba (Cantares 1:15). Ao vê-la, ele vê seu próprio Espírito, representado pela pomba (João 1:32).[25] Ele está presente com ela. A pomba/rolinha é mencionada sete vezes em Cantares, descrevendo principalmente a noiva, mas também os olhos do Noivo e a primavera na terra. O Senhor dos exércitos, que é o nosso refúgio (Salmos 46:1), traz a paz pelo seu

---

[24] Ellen F. Davis. *Proverbs, Ecclesiastes, and the Song of Songs*, p. 277, sobre como Cântico 5:4 ecoa Jeremias 31:20, onde Deus está dizendo que suas entranhas se agitam por Efraim.

[25] Além disso, foi a pomba que trouxe a folha de oliveira de volta a Noé (Gênesis 8:11).

Espírito. Cristo é o verdadeiro Salomão. O filho de Davi. O Rei da paz.

A noiva/Sulamita *é* Jerusalém/*Shalem*, paz, o feminino de Salomão. Mas em nenhum outro lugar nas Escrituras vemos essa referência específica a uma Sulamita (Cantares 6:13). Talvez *Shalem* seja combinada aqui com as duas mulheres sunamitas mencionadas nas Escrituras.[26] Temos a mulher sunamita em 2Reis 4:8-37, a quem Elias prometeu que teria um filho. Ela deu à luz uma criança, mas esta morreu depois de um tempo. Ela então procurou Elias e se agarrou a ele, lembrando-o de sua promessa de que ela teria um filho, o que levou o profeta a trazer o menino de volta à vida (isso possivelmente aponta para os filhos de Jerusalém sendo restaurados da morte para a vida após o exílio,[27] mas também nos aponta para Apocalipse 12). Além disso, há a mulher sunamita, Abisague, em 1Reis 1-2, a jovem e bela cuidadora de Davi em seus últimos dias. Nessa narrativa, a sunamita parecia ser tanto uma vítima, ou peão, do poder real quanto uma acompanhante ou porta de entrada para ele, uma vez que Adonias tentou manipular seu irmão Salomão a fim de conseguir uma oferta ao trono ao adquiri-la para casamento. Ele convenceu a mãe de Salomão, Bate-Seba, a pedir a Salomão que Adonias se casasse com ela. Salomão percebeu a manipulação e o matou por isso. Davis, novamente, tem um ótimo ponto sobre o contraste com Cantares e como isso pode ativar e criticar o texto de 1Reis 1-2. Nossa Sulamita na canção não é apenas um acompanhamento do poder; ela "incorpora o poder. Em última instância, com seu

---

[26] Davis destaca esse ponto em Ellen F. Davis. *Proverbs, Ecclesiastes, and the Song of Songs*, p. 289–91.
[27] Veja Ellen F. Davis. *Proverbs, Ecclesiastes, and the Song of Songs*, p. 291.

amante, o 'rei' (7:5, veja também 1:4,12), ela questiona as pretensões reais ao poder (8:11,12). Assim, ela representa *a incorporação e integridade do poder* — em uma mulher, em um povo unido, em uma alma unificada em sua devoção a um 'Amado' (vv. 10-13)".[28] Nessas combinações de Jerusalém/feminino, Salomão/Sunamita, temos a Sulamita, a cidade da paz associada à mulher em paz.

Ela se autodenomina uma fortaleza, dizendo: "Eu sou um muro, e os meus seios são como as suas torres. Por isso, aos olhos dele sou como aquela que acha paz" (Ct 8:10).

A noiva comissionada

Embora ainda não tenha chegado a hora de nos unirmos fisicamente ao Noivo, é hora de espalhar as boas novas! Ele diz à Sulamita: "Ó tu, que habitas nos jardins, os amigos querem ouvir-te; deixa-me ouvir tua voz também" (Cantares 8:13). "E Maria Madalena foi anunciar aos discípulos: Vi o Senhor! E relatou as coisas que ele lhe dissera" (João 20:18). Depois de aparecer aos outros discípulos, Jesus também os enviou para espalhar as boas novas do perdão dos pecados (João 20:21-23). O Noivo traz paz ao seu povo. E a noiva une sua voz à do Espírito, convidando seus irmãos e irmãs a "vir" (Apocalipse 22:17).

"Aquele que dá testemunho dessas coisas diz: Certamente venho em breve. Amém. Vem, Senhor Jesus!" (Apocalipse 22:20). "Vem depressa, amado meu, e torna-te semelhante ao cervo, ou ao filhote de gazela saltando sobre os montes perfumados" (Cantares 8:14).

---

[28] Ellen F. Davis. *Proverbs, Ecclesiastes, and the Song of Songs*, p. 291, grifo no original.

Cante comigo

Esses são apenas alguns exemplos de ecos intertextuais e alusões em Cantares e para Cantares. Mas por que tudo isso importa? Importa porque, como Christopher West coloca no título de seu livro, nosso corpo conta a história de Deus.[29] Muitas vezes pensamos em nosso corpo como algo inferior à nossa alma, que é a parte mais verdadeira de nós. A revolução sexual capitalizou essa mentalidade. Nosso corpo é reduzido e objetificado, o sexo se torna entretenimento, e nosso gênero se torna nossa escolha. E, no entanto, estamos cheios de dor, abuso e disfunção. Esta não é a história que nosso corpo deveria contar. Muitos estão confusos sobre o significado do próprio corpo, tanto como seres humanos singulares quanto como homens e mulheres distintos. Vivemos numa época em que a disforia de gênero está aumentando, pois a mentalidade é que nossa alma pode ter um sexo diferente de nosso corpo. Estão injetando hormônios nas crianças, e seus corpos têm sido mutilados para tentar mudar seu sexo. Mas isso é incapaz de afastar a dor. Em sua obra *The Concept of Woman*, a filósofa católica romana irmã Prudence Allen resgata a compreensão histórica e metafísica que reconhece "o ser humano como uma identidade composta de alma e corpo".[30] Nossa alma e nosso corpo pertencem, juntos, como uma única identidade; é assim que fomos criados.

---

[29] Christopher West. *Our Bodies Tell God's Story: Discovering the Divine Plan for Love, Sex, and Gender* (Grand Rapids: Brazos, 2020).
[30] Prudence Allen. *The Concept of Woman*. Vol. 3. T*he Search for Communion of Persons, 1500–2015* (Grand Rapids: Eerdmans, 2016) p. 492. Isso contrasta com a visão dualista de Platão sobre o corpo e à alma.

Nosso corpo fala

Quando Deus nos fez à sua imagem, ele nos deu corpo e alma — "homem e mulher os criou" (Gênesis 1:27). Ele é o Criador; nós somos as criaturas portadoras de sua imagem. Deus é espírito e não tem corpo,[31] mas nos deu corpo para refletir sua imagem. Por que ele fez isso? O que nosso corpo fala? Na encarnação, Jesus assumiu a carne humana para ser o mediador da nova aliança. Por meio desse ato, vemos o quanto nosso corpo é importante para Deus. Ele nasceu de uma mulher (Gálatas 4:4) e veio não apenas para salvar nossa alma, mas para ser as primícias da ressurreição, a fim de que nós também possamos ressuscitar com novo corpo em sua segunda vinda (1Coríntios 15:20). Receberemos um corpo eterno. Nossa existência corpórea é importante para Deus e deve ser importante para nós. É por meio dessa existência que o invisível se torna visível: a história conjugal do amor esponsal de Cristo por sua noiva e a comunhão eterna que compartilharemos com ele nos novos céus e na nova terra.[32]

Cantares encarna essa metanarrativa. Ali, vemos a distinção entre o homem e a mulher, assim como a comunhão entre eles por meio da autodoação que ocorre nessas suas diferenças e por meio delas. Abordaremos mais a linguagem dos dons no Capítulo 5. Por enquanto, quero apenas entrar na melodia. Você consegue ouvi-la? A música que canta sobre o que devemos ser? É a noiva que canta! E, na canção, o Noivo nos convida a olhar para ela. No centro de Cantares, quando somos convidados a contemplar o rei no dia do seu casamento, o Noivo aponta-nos imediatamente a noiva. Ele elogia poeticamente sua beleza em forma de *wasf*,

---

[31] Veja Confissão de Fé de Westminster 2.1.
[32] Veja Christopher West. *Our Bodies Tell God's Story*, p. 11–16.

elogiando sete partes de seu corpo. Perfeição! E, no entanto, essa descrição não tem como objetivo nos mostrar qual sua aparência real. Em vez disso, as imagens buscam apontar para o que seu corpo evoca. O Noivo usa a linguagem do templo enquanto se deleita. Seu cabelo retrata o modo de vida e o movimento que flui do Monte Gileade, um lugar sagrado para a história de Israel.[33] Seus lábios, como um cordão escarlate, nos lembram as vestes sagradas.[34] Sua testa é como uma fatia de romã bordada nas vestes do sacerdote.[35] Ela é comparada à montanha de mirra, o monte do templo de Jerusalém,[36] e ele fará o seu caminho para a montanha. Ela é o edifício sagrado e a noiva. Por que ele a descreve dessa forma? Porque ele *está no meio dela*! A noiva é unida ao Espírito. Contemplá-la é contemplar "a cidade santa, a nova Jerusalém, que descia do céu, da parte de Deus, enfeitada como uma noiva preparada para seu noivo" (Apocalipse 21:2). Como a mulher de Provérbios 31, ela é a glória de seu marido (v.23). Essa é a questão que envolve a beleza, certo? A beleza fala. Como Robert Jenson sugere, "A beleza é a escatologia realizada, o brilho presente da pura bondade que contemplaremos no fim".[37]

O significado profético da mulher

E isso é importante porque o que é verdade para a noiva é verdade para nós. Ela conta a história por trás da história dos amados de Cristo. Clemente de Roma expressou-se desta forma ao escrever

---

[33] Veja 1Samuel 13.
[34] Veja Êxodo 28:5,6,8,33.
[35] Êxodo 28:33.
[36] 2Crônicas 3:1; conhecido como a montanha de mirra por causa do incenso queimado em seus serviços do templo.
[37] Robert W. Jenson. *Song of Songs* (Louisville: Westminster John Knox, 2005) p. 46.

sobre Raabe: "Vejam, caríssimos, não só a fé, mas a profecia se encontra na mulher."[38] O papa João Paulo II enfatizou que, ao revelar o mistério do casamento em Efésios, Paulo "nos permite pensar em um tipo especial de 'profetismo' que pertence às mulheres em sua feminilidade. A analogia do Noivo e da noiva fala do amor com que cada ser humano — homem e mulher — é amado por Deus em Cristo. Entretanto, no contexto da analogia bíblica e da lógica interior do texto, é precisamente a mulher, a noiva, que manifesta esta verdade a todos".[39] Portanto, Cantares também é profético. Ele pega as letras da criação e as imagens dos profetas, e as encarna no homem e na mulher, a fim de criar um canto que fala de nosso anseio no presente e a rapsódia que está por vir. Vemos muito dessa história na tipologia da mulher.

A mulher revela o fim do jogo. Fomos criados para ser a noiva pactual de Cristo, que é uma personificação da glória escatológica. Vemos a glória distinta da mulher em relação ao homem na frutificação dinâmica, sinérgica e frutífera da Palavra. E a tipologia da noiva final é apresentada em Apocalipse 21:11 e 22:17, acrescentando profeticamente sua voz à do Espírito, chamando seus irmãos à perseverança a fim de que alcancem a água da vida, da qual todo o seu corpo é uma homologia. Nela vemos a responsabilidade de leigos e leigas, como noiva de Cristo, de ouvir e proclamar o testemunho de Jesus, estimulando uns aos outros à vigília e à perseverança.

---

[38] 1Clemente 12:8.
[39] João Paulo II. *Mulieris Dignitatem*. Carta apostólica, 15 de agosto de 1988, §29. Disponível em: http://www.vatican.va/content/john-paul-ii/en/apost_letters/1988/documents /hf_jp-ii_apl_19880815_mulieris- dignitatem.html.

Amor masculino e feminino

Existem camadas de significado e aplicação para essa história que podem ser ouvidas através de nossos corpos. Devemos ser levados a louvar com adoração nosso Noivo enquanto incentivamos uns aos outros. Nossa teologia não é mera doutrina sobre como se acertar com Deus, mas está saturada de uma linguagem erótica de amor que nos leva a uma deliciosa comunhão com ele. À medida que aprendemos sobre o amor de Deus, ficamos maravilhados com ele. E, ao contemplá-lo, aprendemos sobre nós mesmos e até sobre nossa sexualidade. Aprendemos sobre o amor masculino e feminino, e podemos crescer na compreensão de como isso deve se expressar em nossa vida. Mais uma vez, o papa João Paulo II diz algo extremamente útil:

> *Cristo é o Noivo*. Isso expressa a verdade sobre o amor de Deus que "nos amou primeiro" (cf. 1João 4:19) e que, com o dom gerado por este amor esponsal ao homem, superou todas as expectativas humanas: "Ele os amou até o fim" (João 13:1). O noivo — o Filho consubstancial ao Pai como Deus — tornou-se filho de Maria; ele se tornou o "filho do homem", verdadeiro homem, um macho. *O símbolo do noivo é masculino*. Esse símbolo masculino representa o aspecto humano do amor divino que Deus tem por Israel, pela igreja e por todas as pessoas. Meditando sobre o que dizem os evangelhos acerca da atitude de Cristo para com a mulher, podemos concluir que como homem, um filho de Israel, *ele revelou* a dignidade das "filhas de Abraão" (cf. Lucas 13:16), *a dignidade que pertenceu à mulher* desde o "princípio" em pé de igualdade com os homens. Ao mesmo tempo, Cristo destacou a originalidade que distingue a mulher do homem, toda

a riqueza derramada sobre a mulher no mistério da criação. A atitude de Cristo para com as mulheres serve de modelo ao que a Carta aos Efésios expressa com o conceito de "esposo". Precisamente porque o amor divino de Cristo é o amor de um esposo, é modelo e padrão de todo amor humano, em particular do amor dos homens.[40]

Isso não é lindo? Isso não faz sua alma cantar? O papa João Paulo II explicou como o Noivo é o amante e a noiva é a amada. A própria dignidade da mulher é medida nessa ordem de amor.[41] É um amor recíproco, pois ela veste, frutifica e retribui o amor do homem. Vemos isso principalmente no amor esponsal de Cristo, e isso transforma a forma como nos vemos e amamos os outros. Sim, certamente nos ensinará muito sobre nossos casamentos. Contudo, visto que Cristo é nosso Noivo supremo, a canção é para solteiros, divorciados e viúvos; pois, em última análise, nos aproxima de nosso relacionamento vertical com Deus. Todos os nossos corpos falam sobre esse amor. Os solteiros também contam essa história com seus corpos. Os corpos das mulheres solteiras também apontam para a fonte da vida, pois testificam da vinda do Messias. Homens solteiros modelam essa ordem de amor de maneira platônica quando honram e dignificam as mulheres. Cantares é para aqueles que sofrem com disforia de gênero, aqueles que nasceram intersexuais e aqueles que lutam contra a atração pelo mesmo sexo. É para aqueles de nós que são inseguros com o próprio corpo e para aqueles que sofrem de dismorfia corporal. Mesmo sofrendo os efeitos da Queda, nosso corpo ainda fala.

---

[40] João Paulo II, *Mulieris Dignitatem*, §25, ênfase original.
[41] João Paulo II, *Mulieris Dignitatem*, §29.

Às vezes, geme e lamenta, perguntando ao Senhor: "Até quando?" (Salmos 13:1). Mesmo assim, nosso corpo é amado. Ele é destinado a glorificar a Cristo, que dá ao seu povo dignidade e satisfaz seus anseios. Abordaremos mais o desejo e o reconhecimento de nós mesmos e uns dos outros como dádivas nos capítulos seguintes. Quanto àqueles que sofreram abuso emocional, físico e sexual: a música também é para vocês. Todos nós precisamos conhecer o grande Amante de nosso corpo e alma, Jesus Cristo. Nosso valor e significado vêm dele.

E a noiva de Cristo — todos os que coletivamente compõem sua noiva — é um jardim fechado (Cantares 4:12). O pregador do século 19 Charles Spurgeon o explicou da seguinte maneira: "Mas é um jardim tão fechado, que não se pode contemplá-lo por cima de seus muros; isolado como está do deserto do mundo a ponto de o transeunte não poder penetrá-lo; tão protegido de toda intrusão mundana, que é um paraíso guardado; e tão secreto quanto era aquele lugar interior, o santo dos santos, dentro do tabernáculo do passado."[42] Estamos falando do tipo de amor e presença do santo dos santos aqui! Nosso amor deve ser devidamente orientado, primeiro verticalmente para Cristo, e depois em sua expressão apropriada como irmãos e irmãs ou no amor *eros* e *agape* no casamento entre um homem e uma mulher.

Embora a igreja defenda legitimamente os valores da família, devemos ter cuidado com uma orientação imprópria em nosso ensino. Se nosso foco estiver nos relacionamentos horizontais — castidade para os solteiros, amor entre marido e mulher e

---

[42] Charles Haddon Spurgeon. "A Secret and Yet No Secret (SS 4:12 & 14)", em *Charles Spurgeon on the Song of Solomon: 64 Sermons to Ignite a Passion for Jesus* (Christian Classics Treasury, 2013, Kindle ed.) loc. 7990.

sexo biológico e congruência de gênero —, não conseguiremos entender por que isso importa. Quando perdemos de vista a história que nosso corpo conta, caímos no legalismo. Perdemos o amor; perdemos Cristo. Nossos afetos e nossos ensinamentos devem ser orientados primeiro verticalmente para nossa grande história de amor, e essa não é apenas mais uma história qualquer. Estamos buscando a presença de Cristo em sua Palavra para sua igreja. É aqui que encontramos o verdadeiro poder para amar os outros, para reconhecer a luxúria como uma falsificação do mal, para mortificar o pecado e até para suportar o sofrimento.

Existe uma dinâmica de "já, mas ainda não" brotando dentro de nós. Os cristãos recebem uma nova vida no Espírito, o que nos permite experimentar uma amostra dessa comunhão no santo dos santos. Aguardamos, porém, sua consumação. Por isso sua realidade está parcialmente oculta para o mundo e até mesmo em nossa própria vida. Como nosso corpo é templo do Deus vivo habitado por seu Espírito, nós mediamos sua presença para o mundo, seu amor fluindo de nós. Todos somos femininos no sentido de recebermos o amor de Deus. E, no presente, em nossos respectivos corpos distintos, espalhamos sua fragrância. Nosso corpo fala. Então fale a verdade. Ou melhor, cante!

QUESTÕES PARA DISCUSSÃO

1. Como as referências e ecos intertextuais que apontei entre o Cântico dos Cânticos e outras passagens das Escrituras iluminam o texto ao qual se referem, realçando o significado de ambos os textos?

2. Como essa tipologia da mulher como Sião/noiva e as analogias da mulher como fortaleza, água da vida e Líbano elevam a dignidade das mulheres em relação ao modo como a igreja as descreveu historicamente?

3. Como uma compreensão da tipologia do homem e da mulher em relação à ordem divina do amor seria aplicada aos nossos relacionamentos na igreja? Como isso afeta a maneira como você pensa sobre liderança e o valor de leigos e leigas como discípulos e discipuladores?

CAPÍTULO 4

O desejo da mulher e a mulher desejosa

Não costumamos usar a palavra *desejo* na linguagem cotidiana. Soa muito forte e geralmente tem conotações sexuais. No Antigo Testamento, vemos uma rara palavra hebraica, *teshuqah*, usada apenas três vezes, traduzida como "desejo". Significa "estender-se a, anseio, desejo".[1] Vem da raiz da palavra *shuq*, que pode significar "correr atrás" ou "transbordar".[2] Na verdade, não é tão simples assim; a palavra pode ser interpretada de várias formas. *Teshuqah* está associado à mulher em duas de suas três ocorrências. Primeiro, logo após a Queda, quando Deus declarou as consequências do pecado: "E disse para a mulher: Multiplicarei grandemente a tua dor na gravidez; com dor darás à luz filhos; o teu *desejo* será para o teu marido, e ele te dominará" (Gênesis 3:16, grifo nosso). A outra ocorrência está em Cantares, quando a noiva está falando de seu noivo: "Eu sou do meu amado, e o *desejo* dele é por mim" (Cantares 7:10, grifo nosso).

A outra vez que vemos essa palavra é quando Deus se dirige a Caim antes de ele assassinar seu irmão: "Se procederes bem, não se restabelecerá o teu semblante? Mas, se não procederes bem, o pecado jaz à porta, e o *desejo* dele será contra ti; mas tu deves dominá-lo" (Gênesis 4:7, grifo nosso). As variações do significado desse desejo são amplas, principalmente quando se trata de Gênesis 3:16 e do desejo da mulher. A versão grega do Antigo Testamento, a Septuaginta (LXX), dá ao significado um pouco mais de nuances, traduzindo *teshuqah* como *apostrophē*, significando "voltar" ou "retornar" para o marido. Isso é interessante porque outra palavra grega, *epithumia*, teria uma tradução mais próxima

---

[1] James Strong. *The New Strong's Exhaustive Concordance of the Bible* (Nashville: Thomas Nelson, 1990) p. 262, p. 126.
[2] James Strong. *The New Strong's Exhaustive Concordance of the Bible*, p. 114.

do significado de "desejo". Alguns comentaristas até sugeriram que isso se trata de um erro clerical.[3] A Vulgata de Jerônimo, uma tradução latina, é bastante surpreendente porque o desejo ou a mudança da mulher está ausente — eliminando completamente seu arbítrio —, com Gênesis 3:16c e 16d espelhando um ao outro: "o teu desejo será para o teu marido, e ele te dominará."

Os comentaristas posteriores divergiram sobre se suas interpretações deveriam ser determinadas pela etimologia da palavra, o contexto dentro de seu texto específico, ou como ela se relaciona nos outros dois lugares em que é usada. Alguns empregam um significado restrito, dizendo que a mulher ainda desejará sexualmente o marido, embora sofra dores no parto; outros argumentam que ela ainda ansiará pelo casamento e pelas intimidades que o acompanham, apesar do governo do marido; ainda outros pensam que isso significa que a mulher submeterá seus "desejos" ao marido; e há aqueles que a veem como que dedicando uma devoção obstinada ao marido. Essas foram as principais visões advindas de uma variedade de interpretações, antes de Susan Foh aparecer em cena com sua pesquisa no Seminário Teológico de Westminster. Ela delineou três desses pontos de vista em seu artigo acadêmico[4] que apresenta uma nova interpretação do desejo da mulher. É curioso que a interpretação de Foh seja agora o consenso entre muitos estudiosos contemporâneos. Sua pesquisa

---

[3] Joel N. Lohr. "Sexual Desire? Eve, Genesis 3:16, and תשוקה", *JBL130* (2011): 231.
[4] Susan T. Foh. "What Is the Woman's Desire?", *WTJ 37* (1974/75): 376–83. Disponível em:http://faculty.gordon.edu/hu/bi/ted_hildebrandt/OTeSources/01-Genesis/Text /Articles-Books/Foh-WomansDesire-WTJ.pdf.

mudou a maneira como vemos a mulher e seu relacionamento com o homem.

Foh, que mais tarde foi associada ao início do movimento de masculinidade e feminilidade bíblicas,[5] causou tanto impacto com sua interpretação inovadora que até levou a novas traduções da Bíblia, como a ESV, "Para a mulher ele disse, '[...] O teu desejo será contrário ao do teu marido, mas ele te dominará'".[6] Percebeu a mudança? O desejo da mulher não é mais *pelo* marido; antes, é pecaminosamente *contrário ao* marido. Um grande consenso de comentaristas modernos agora interpreta Gênesis 3:16 com o significado de que, desde a Queda, o desejo das mulheres é um desejo de poder sobre os homens. Portanto, os maridos precisam tomar cuidado, pois suas esposas estão continuamente tentando usurpar sua "autoridade". A mulher quer dominar o homem, que deve impedi-la por meio de seu governo sobre ela. Ao comparar Gênesis 4:7 com Gênesis 3:16, estabelecendo um paralelo entre a *mulher* e o *pecado* na passagem, Susan Foh foi pioneira nesta interpretação:[7]

---

[5] *Council on Biblical Manhood and Womanhood, "Our History"*. Disponível em:, https://cbmw.org/about/history/.

[6] Veja também a *New Living Translation*: "E desejarás controlar o teu marido, mas ele te dominará", e a *NET Bible*: "Tu desejarás controlar o teu marido, mas ele te dominará."

[7] Kendra Dahl mostra evidências em seu artigo escrito para o *Westminster Seminary California*, "*The Gracious Continuity of the Woman's Desire: An Analysis of Susan's Foh's Interpretation of Genesis 3.16 and an Alternate Proposal*", de que outro comentarista, P. Joüon, adotou essa visão em 1908. Mas como o artigo de Joüon está em francês e ela não conseguiu localizá-lo; ela precisou confiar em A. A. Macintosh. "*The Meaning of Hebrew* תשוקה", *JSS 61* (Outono de 2016): 384. Dahl observa como é interessante é que Joüon não obteve o mesmo apoio que Foh, possivelmente por causa da situação social da segunda onda do feminismo a que os contemporâneos de Foh estavam respondendo.

A mulher tem pelo marido o mesmo tipo de desejo que o pecado tem por Caim, um desejo de possuí-lo ou controlá-lo. Esse desejo contesta a liderança do marido. Assim como o Senhor diz a Caim o que ele deve fazer, isto é, dominar ou governar o pecado, o Senhor também diz o que o marido deve fazer, isto é, governar sua esposa [...]. O desejo da mulher é controlar o marido, usurpar sua liderança divinamente designada; ele, portanto, deve dominá-la, se puder. Assim, a regra do amor fundada no paraíso é substituída pela luta, tirania e dominação.[8]

"Qual é o desejo da mulher?"

Essa pergunta é o título do infame artigo acadêmico de Susan Foh, escrito em meados da década de 1970. Naquela época, a igreja estava respondendo à segunda onda do feminismo, o que levou à impressão de que ela estava em batalha com o desejo da mulher. Conduzindo até Foh, alguns outros comentaristas desta passagem também enfatizaram uma visão aristotélica dos apetites inferiores das mulheres. Keil e Delitzsch, embora defendam uma forma aristotélica de superioridade masculina mesmo antes da Queda, afirmam que o pecado da mulher a levou ao "enfraquecimento da natureza", interpretando seu desejo pronunciado como "beirando a doença" e "um desejo violento por alguma coisa".[9]

Pode-se pensar que a interpretação de Foh estaria alinhada com o que vimos nos pais da igreja e nos comentaristas posteriores que seguiram sua direção, tendo em mente algumas das citações

---

[8] Susan T. Foh. "*What Is the Woman's Desire?*", p. 381–2.
[9] Carl Friedrich Keil; e Franz Delitzch. *Commentaries on the Old Testament*, vol. 1, *The Pentateuch*. (Grand Rapids: Eerdmans, 1949) p. 103.

que compartilhei antes sobre suas opiniões acerca das mulheres e o contexto aristotélico da polaridade sexual sob o qual operavam.[10] No entanto, mesmo que uma leitura de Gênesis 3.16 como a de Foh possa servir para alimentar suas próprias inclinações filosóficas sobre as mulheres, nenhum deles interpretou o texto da mesma maneira que ela. Como um comentarista nos lembra:

> Das doze versões antigas conhecidas (a Septuaginta grega, a Peshitta siríaca, o Pentateuco samaritano, o latim antigo, a saídica, a boárica, a etíope, a árabe, o grego de Áquila, o grego de Símaco, o grego de Teodócio e a Vulgata latina), quase todas elas (21 em 28 vezes) traduz essas três ocorrências de *teshuqah* como "voltar-se", não "desejo".
>
> Da mesma forma, os pais da igreja (Clemente de Roma, Irineu, Tertuliano, Orígenes, Epifânio e Jerônimo, junto com Filo, um judeu que morreu por volta de 50 d.C.) parecem ignorar qualquer outro sentido para a palavra *teshuqah* além da tradução de "voltar-se". Além disso, a tradução latina era *conversio* e a grega era *apostrophē* ou *epistrophē*, palavras que significam "uma virada".[11]

Em vez de um desejo de poder sobre o homem, os pais da igreja que escreveram sobre esse versículo, como Orígenes, Crisóstomo, Dídimo, Ambrósio e Agostinho, entenderam o desejo da mulher como uma "virada" positiva em direção a ele.[12] E eles interpretaram o governo do marido como benevolente. Por

---

[10] Consulte o Capítulo 1, p. 4–5.
[11] Walter Kaiser et al. "*3.16 How was the Woman Punished?*", em Walter C. Kaiser Jr., Peter H. Davids, F. F. Bruce e Manfred Brauch. *Hard Sayings of the Bible,* The Hard Sayings series (Downers Grove: InterVarsity Press, 1996) p. 66.
[12] Lohr. "Sexual Desire?", p. 238-40.

exemplo, Orígenes pregou que o marido deve ser o refúgio de sua esposa.[13] Isso também está de acordo com o relato de Gênesis no livro dos Jubileus (século 2 a.C.), que, como aponta Joel Lohr, "usa o termo *megba*", que significa "'lugar de refúgio' ou 'lugar de retorno' [...)] Em Jubileus 3:24, portanto, é dito a Eva: 'Seu lugar de refúgio será com seu marido; ele te dominará.' O mesmo termo é usado na versão etíope de Gênesis tanto em 3:16 quanto em 4:7 e 26".[14]

Além da interpretação coletiva e das traduções do antigo *midrash* judaico[15] e dos pais da igreja referindo-se a *teshuqah* como uma virada e retorno positivo ao seu objeto, Lohr examina o uso dessa palavra hebraica nos manuscritos extrabíblicos de Qumran, os Manuscritos do Mar Morto.[16] Suas descobertas revelam que "retornar" é consistentemente a melhor interpretação de seu uso. E essa nuance funciona em todas as três ocorrências da palavra na Bíblia: "Apesar do aumento da dor no parto, Eva voltaria ativamente para o homem. Caim foi avisado de que o pecado (ou talvez Abel) voltaria para ele, mas ele poderia dominá-lo ou governá-lo. A mulher que esperava por seu amante ausente em Cantares tinha certeza de que seu amante voltaria para ela."[17] Nisso, ele

---

[13] Origen. *Homilies on Genesis and Exodus*. (Baltimore: Catholic University of America Press, 2010) p.122.
[14] Lohr. "Sexual Desire?", p. 232–233, cita sua dependência de James C. Vanderkam. *The Book of Jubilees*, 2 vols., CSCO 510–11 (Leuven: Peeters, 1989) 1:19: "For Para nossos propósitos, refiro-me apenas à versão etíope, pois os fragmentos de Qumran e as citações de escritores gregos não incluem Jubileu 3:24 (o versículo relacionado ao nosso estudo)."
[15] Midrash é um método de interpretação e elaboração bíblica hebraica da antiga tradição oral.
[16] Joel N. Lohr. "Sexual Desire?", p. 240–6.
[17] Joel N. Lohr. "Sexual Desire?", p. 244.

dá crédito à LXX por seu uso de *apostrophē* em vez de *epithumia*, que ele considera como a nuance apropriada.

Mas e quanto à tradução inglesa "desejo"? Está errada? "Retornar" seria uma tradução melhor? Lohr admite que pode haver uma extensão semântica sobreposta, e, como os antigos viam essas palavras com significado próximo, ele especula que a nuance de *teshuqah* e *apostrophē* indica "um forte movimento em direção, talvez de natureza impelida, de retornar alguém (ou coisa) para onde ele ou ela (ou aquilo) pertencia, talvez para refúgio ou para as origens de alguém, ou mesmo para a destruição, ou no sentido de que o retorno é definitivo". Em minha opinião, isso faz muito sentido, pois o desejo precisa ter uma orientação. Lohr se pergunta se a tradução "desejo" funcionou para "o inglês mais antigo, mas desde então se tornou problemática por causa de seu uso e de conotações em uma sociedade ocidental altamente sexualizada".[18]

A faísca do nosso desejo

Neste ponto, acredito que seria útil olharmos para a definição moderna de *desejo*. Merriam-Webster define o desejo desta forma:

1. impulso consciente em direção a algo que promete prazer ou satisfação em sua obtenção
2. (a) anseio, desejo; (b) impulso ou apetite sexual
3. algo ansiado ou esperado: algo desejado[19]

---

[18] Joel N. Lohr "Sexual Desire?", p. 245.
[19] Você não odeia quando as definições do dicionário definem uma palavra usando essa palavra exata?

4. uma solicitação ou petição geralmente formal para alguma ação[20]

As definições no âmbito semântico da palavra *desejo* também podem funcionar juntas. Certamente um "impulso em direção a algo que promete prazer ou satisfação" levaria a um "anseio" que provocaria algo como um "pedido por alguma ação". E, nas diferentes nuances de seu uso definitório, temos aquela palavra "em direção" que insinua uma orientação do desejo, um voltar-se a algum sentido. Embora eu afirme a importância de reconhecer a história da interpretação do termo com o significado de "voltar-se" ou "retornar", penso também que a palavra "desejo" acrescenta uma faísca, uma faísca erótica até, a esse "voltar-se" que revela a potência do verbo: um anseio, por sua vez, uma esperança de satisfação e prazer, o próprio "estender-se em direção a, um anseio-desejo" de nossa simples definição de concordância. Mas, como sabemos, pelo fato de estarmos no período pós-Queda, nem tudo é tão simples.

Phyllis Trible tem uma explicação esclarecedora sobre o desejo da mulher em Gênesis 3:16. Ela observa que esse momento da mulher dando uma mordida na fruta e oferecendo-a ao homem, que também comeu, é um ponto de virada em sua unidade de uma só carne que foi registrada poeticamente em Gênesis 2:24. Depois de comer, eles se opõem um ao outro. Isso é revelado de forma ainda mais clara quando Adão culpa a mulher ao ser confrontado por Deus (Gênesis 3:12). Diz Trible: "No entanto, de acordo com Deus, ela ainda anseia pela unidade original de macho

---

[20] *Merriam-Webster*, s.v. "desire". Disponível em: https://www.merriam-webster.com/dictionary/desire.

e fêmea." Ela anseia por voltar a essa união que foi interrompida pelo pecado. Trible acrescenta: "O homem não retribuirá o desejo da mulher; antes, a dominará. Assim, ela vive em uma tensão não resolvida. Onde antes havia mutualidade, agora há uma hierarquia de divisão." Segundo Trible, essa divisão corrompe tanto o homem quanto a mulher. "Sua supremacia não é um direito divino nem uma prerrogativa masculina. Sua subordinação não é um decreto divino nem o destino feminino. Ambas as posições resultam da desobediência compartilhada. Deus descreve essa consequência, mas não prescreve sua punição." E o quão diferente isso é da primeira descrição poética e arrebatadora do homem sobre a mulher em Gênesis 2:24. "Eros se desintegrou", conclui Trible.[21] Isso soa semelhante ao retorno de alguém (ou coisa) de Lohr para onde ele ou ela (ou aquilo) pertencia, talvez em busca de refúgio ou para as origens de alguém.

Kendra Dahl, ao concluir que Foh "chega a conclusões erradas por conta de sua reatividade à segunda onda do feminismo", vê uma "continuidade graciosa" tecida por meio do pronunciamento de Deus sobre a Queda. Ela propõe que o desejo da mulher é "um ato da graça de Deus e o meio pelo qual ele trará seu libertador prometido". De acordo com essa interpretação, esse retorno do desejo é visto como uma restauração do que foi perdido em sua rebelião. E, no entanto, "este retorno será marcado pela dor — assim como a mulher dá à luz com fé, olhando para a semente que está por vir, ela também o faz com dor, lembrando-se do que custou o seu pecado". A dor do parto não aponta para o próprio trabalho de parto de Cristo ao dar à luz a igreja? Também traz

---

[21] Phyllis Trible. *God and Rhetoric of Sexuality, Overtures to Biblical Theology* (Philadelphia: Fortress, 1978) p. 128.

dor ao seu casamento, marcado pelas consequências do pecado. Contudo, enquanto esperam a vinda da semente prometida, que provê sua redenção, tanto o homem quanto a mulher dependem da graça de Deus e "eles podem viver mesmo dentro de seu casamento manchado pelo pecado como uma imagem do evangelho (Efésios 5:22,33)".[22]

Anna Anderson também propõe um resgate do olhar para o desejo da mulher como algo bom. Eu não poderia concordar mais com sua avaliação sobre a importância de como interpretamos essa passagem:

> Acredito que o que decidimos fazer com a questão do "desejo" em Gênesis 3:16c tem vastas implicações — desde o governo do homem em Gênesis 3:16d até a esposa do cordeiro em Apocalipse 21. Nossa interpretação desse texto informará cada aparição da mulher na Bíblia. Será o pano de fundo de toda interação entre marido e mulher na Escritura e definirá a trajetória da mulher e uma maneira de entendê-la até o fim.
>
> Se Aristóteles, Keil, Foh e Wenham estiverem certos sobre esse ponto, a mulher será julgada como alguém que venceu ou como alguém que sucumbiu às doenças específicas de sua alma. Se Eva trouxe praga devastadora sobre suas filhas, então todas as figuras do Antigo Testamento — as mulheres históricas do Pentateuco, dos Profetas e dos Escritos, a mulher sábia de Provérbios 31, as mulheres dos evangelhos de Isabel a Maria Madalena e as diretrizes apostólicas nas epístolas sobre as mulheres, culminando na mulher apocalíptica Jezabel e na esposa do Cordeiro do Apocalipse —, tudo pode ser mais bem compreendido à luz da mulher atormentada pelo desejo.

---

[22] Dahl. *The Gracious Continuity of the Woman's Desire*, p. 55, 57.

Suas vitórias serão entendidas pelo menos como que sobre os desejos específicos da mulher, e suas derrotas serão de alguma forma atribuíveis ao seu desejo distinto.[23]

Esse desejo é parte da maldição do pecado da mulher, uma praga que precisa ser superada, ou, como propõe Anderson, é um marcador do povo de Deus como sua noiva? "Na verdade, o desejo da mulher pode ser o que aponta exclusivamente não para algo *do qual* ela precisa ser redimida, mas algo *para o qual* cada um de nós precisa ser redimido (2Timóteo 4:8) [...]. Será que o desejo é algo que todos nós, homens e mulheres, somos chamados a cultivar diariamente em nossa vida para sermos a noiva eterna de Cristo?" Anderson então passa a analisar Cantares, para onde iremos em breve, a fim de enfatizar exatamente isso. E ela conclui que, assim como a obra de Adão ainda é boa — mesmo que as consequências do pecado tenham corrompido a terra —, o desejo da mulher também é bom, mas é frustrado "em um mundo sob o reino do pecado, de Satanás e da morte". Sendo assim, "não devemos ver a luxúria implacável como especificamente identificada e revelada em relação à mulher; mas, antes, o desejo frustrado e não correspondido como um tema ligado a ela nas páginas das Escrituras. Essa trajetória seria então consumada em um amante e sua amada que encontram a satisfação de seus desejos um no outro".[24]

Essa trajetória nos leva a Cantares. E com razão, pois o desejo da mulher nunca será satisfeito em um marido terreno. Ela realmente cairá em desespero caso se volte para ele como a última

---

[23] Anna Anderson. "*Is the Woman's Desire Bad?*", *Reforming Anthropology*, blog. Disponível em: http://reforminganthropology.com/index.php/2020/08/17/is-the-womans-desire-bad/.

[24] Anna Anderson. "*Is the Woman's Desire Bad?*"

esperança de seus anseios. A alegria no casamento é encontrada de forma bem semelhante àquela como encontramos alegria na virgindade. Ao contrário dos muitos recursos comercializados para os cristãos hoje, não é encontrada na chamada masculinidade ou feminilidade bíblica. Ao contrário de muitos que se opõem a eles, não se encontra no igualitarismo. Ao contrário do que o mundo diz, não se encontra no prazer sexual. Como Abigail Favale afirma, "A virgem representa o ser humano sozinho diante de Deus, despojado de qualquer valor extrínseco". A virgem é "o sinal corporal da pessoa humana cujo valor não está enraizado em vínculos terrenos, mas no próprio Cristo". Nossa distinção sexual, diz ela, "não se torna intencional por meio de tarefas obrigatórias ou papéis temporais restritivos; o significado supremo de nossa natureza sexuada é sermos ícones vivos e visíveis que apontam continuamente em direção ao mundo que está além do véu".[25] A alegria é encontrada no desejo devidamente orientado. Portanto, a alegria no casamento não será encontrada em nossos cônjuges terrenos ou em sexo monogâmico alucinante, mas naquilo para que o próprio casamento aponta: nosso verdadeiro Noivo, Jesus Cristo. Ele é a faísca do nosso desejo. Se entendermos isso, então teremos a devida gratidão e alegria naqueles dons da vida de solteiro e no casamento, bem como o lamento e arrependimento adequados quando os desejos corretamente orientados são frustrados e não correspondidos, ou quando saem do curso e são corrompidos e desorientados por nosso próprio pecado e nossa debilidade.

---

[25] Abigail Favale. "*Sex and Symbol*", University of Notre Dame, Church Life Journal, 19 de junho de 2018. Disponível em: https://churchlifejournal. nd.edu/articles/sex-and-symbol/?utm_content=139633573&utm_medium=social&utm_source= twitter&hss_channel =tw-938492208109555712.

Desejo realizado

Uma razão pela qual considero a tradução "desejo" tão apropriada é por causa dessa referência intertextual em Cantares. Ao ler as Escrituras, temos de perguntar não apenas "O que este texto está dizendo?", mas também: "O que este texto está fazendo?"[26] A Palavra de Deus é viva e ativa (Hebreus 4:12), e transforma o leitor. Rosalind Clarke explica que, em Cantares, o leitor não é um observador externo, mas um participante que está sendo cortejado.[27] Ela reconhece Cantares como um microcosmo da totalidade das Escrituras, que "começa e termina com um anseio escatológico".[28] O primeiro homem e a primeira mulher ansiavam por aquela bênção escatológica de Deus que viria se eles fossem obedientes — isto é, a união do céu e da terra, e a comunhão eterna com o Deus trino e um com o outro. As Escrituras revelam que Jesus Cristo, o segundo Adão, é o Filho obediente que nos levará a essa bênção (Romanos 5:12-21). Ele é o fim do nosso desejo. Vemos isso consumado no final do Apocalipse com a noiva, a nova Jerusalém, descendo do céu da parte de Deus (21:2,9-11). A leitura de Cantares não apenas captura toda a história das Escrituras, mas também evoca em nós aquele desejo de entrar na liberdade e na realidade dessa nova vida em Cristo. A noiva começa com seu desejo de ser beijada pelo noivo e termina o cântico chamando-o para as montanhas carregadas de especiarias, Sião (1:2; 8:14). Cantares libera todos os nossos sentidos e nossa imaginação a fim

---

[26] Veja Rosalind S. Clarke "*Canonical Interpretations of the Song of Songs*" (tese de doutorado, Universidade de Aberdeen, 2013), p. 57. Disponível em: https://eu03.alma.exlibrisgroup.com/view/delivery/44ABE_INST/12152788870005941.
[27] Rosalind S. Clarke. "*Canonical Interpretations of the Song of Songs*", p. 227.
[28] Rosalind S. Clarke. "*Canonical Interpretations of the Song of Songs*", p. 225.

de que possamos procurar essas joias da realidade, impulsionando-nos para o nosso *telos*. É absolutamente emocionante!

E assim Clarke continua: "O desejo é, acima de tudo, o objetivo perlocucionário[29] de Cantares e, no contexto do cânone, não há nada mais a ser desejado do que a união do Noivo divino com sua noiva."[30] A leitura de Cantares evoca em nós o desejo, ao mesmo tempo que nos dá a orientação adequada para ele e nos conduz *de volta* para Cristo. Em Cantares, temos um vislumbre da visão beatífica que está por vir: a satisfação de nosso desejo ao contemplar sua glória transcendente. Naquele grande dia, como diz Kyle Strobel, não teremos apenas "uma visão da divindade, mas de Deus como ele é para mim".[31] Eu faria uma pequena alteração: "Deus como ele é para *mim* e para *nós*"; pois, como confessamos como igreja, "creio na comunhão dos santos".[32] Será que estamos cultivando uma teologia reduzida que vê um Salvador que deu toda a sua vida por nós, mas a qual é incapaz de enxergá-lo como o noivo que absolutamente deseja e se deleita em nós? Em Cantares, não apenas vemos seu desejo, mas também seu desejo desperta o nosso. E ansiamos pelo dia em que consumaremos tal desejo.

Cantares nos transforma. Sim, eu sei! Eu já disse isso. Mas quero que você reflita sobre isso. Certa vez, estava conversando com minha amiga Anna sobre esse conceito, e ela mencionou a parábola das dez virgens em Mateus 25:1-13. Qual é a diferença entre as virgens sábias e as tolas? Não é apenas que algumas delas

---

[29] O efeito que é encenado no ouvinte pelo próprio falar.
[30] CLARKE. "Canonical Interpretations", p. 235.
[31] Kyle Strobel. "*A Spiritual Sight of Love: Constructing a Doctrine of the Beatific Vision*". Disponível em: https://www.uniontheology.org/resources/bible/biblical-theology/a-spiritual-sight-of-love-constructing-a-doctrine-of-the-beatific-vision.
[32] O Credo dos Apóstolos.

estavam preparadas com óleo suficiente porque eram inteligentes o bastante para considerar o fator óleo antes do tempo. Curiosamente, Rosalind Clarke nos dá algumas dicas quando fala sobre a leitura de Cantares em seu contexto canônico como literatura de sabedoria. Ela diz que "Cantares testa a sabedoria do leitor".[33] Permita-me fazer a pergunta de sabedoria de um milhão de dólares: conhecemos a identidade dessa mulher? Seu próprio corpo nos aponta para Sião, a casa de sua mãe (Cantares 8:2). Ela é as montanhas de especiarias para as quais está chamando seu noivo (Cantares 8:14); a cidade que desce do céu da parte de Deus, a noiva do Cordeiro (Apocalipse 21:10,11). Ela é a amada de Cristo! Ela é todos nós que o desejamos! É algo ativo; e assim, em amor e sabedoria, ela anseia por ele. As cenas de ausência em Cantares evocam esse anseio em todos nós que nos identificamos com ela. Atendemos, com ela, às advertências para amar corretamente. "Não acordeis nem provoqueis o amor até que ele o queira" (Cantares 2:7; 3:5; 8:4). E nossas lâmpadas estão cheias enquanto esperamos, porque ele as enche. "Pois é o Senhor quem dá a sabedoria" (Provérbios 2:6). Isto é o que as virgens sábias tinham e a outras não: elas *ansiavam* pelo Noivo; desejavam-no.

Por quê? Porque, como raciocina Thomas Shepard, "o Senhor Jesus anseia por eles".[34] Veja como ele orou por nós: "Pai, meu desejo é que aqueles que me deste estejam comigo onde eu estiver, para que vejam a minha glória, a qual me deste, pois me amaste antes da fundação do mundo" (João 17:24). Shepard

---

[33] Clarke. "Canonical Interpretations", p. 237.
[34] Thomas Shepard. *The Parable of the Ten Virgins* (Orlando: Soli Deo Gloria, 2006) p. 160.

observa que Jesus estava orando como se já estivesse no céu.[35] Ele ansiava por aquele grande dia de consumação com sua noiva; desejamo-lo porque ele primeiro nos desejou. E ele está nos mantendo no caminho (Salmos 121:4-8).

Permita-me bancar o advogado do diabo como as jovens de Cantares por um momento: "Que é o teu amado mais do que outro amado, ó tu, a mais bela entre as mulheres? Que é o teu amado mais do que outro amado, para que assim nos faças jurar?" (Cantares 5:9). A noiva sábia responde com um poema *wasf*, elogiando seu corpo de cima a baixo. Porém, quando lemos, percebemos que não é uma descrição rigorosamente precisa. Alguns comentaristas veem um eco disso na descrição de João no início de Apocalipse (1:12-16). Nenhum dos dois descreve sua aparência; ambos usam a linguagem do templo para descrever sua visão.[36] Ambas as seções descrevem seu cabelo, seus olhos e sua boca, e usam as palavras "branco" e "ouro (dourado)", e mencionam "riachos" ou "águas". Além disso, depois de ler os dois relatos, ainda não temos ideia de como ele de fato é. Entretanto, como esclarece Ellen Davis, a noiva

---

[35] Thomas Shepard. *The Parable of the Ten Virgins*, p. 160.
[36] Em Cantares, seus lábios são como lírios (Cantares 5:13, os capitéis no topo dos pilares tinham a forma de lírios [1Reis 22]; também os lírios são representativos de seu povo); suas pernas são [como colunas de mármore, A21] pilares de alabastro (Cantares 5:15), possivelmente aludindo aos pilares Boaz (que significa "nele está a força") e Jaquim (que significa "ele estabelecerá") na varanda do templo de Salomão (1Reis 7:15-22,41,42; 2Reis 25:13,17; Jeremias 52:17,20 e seguintes; 2Crônicas 3:15-17; 4:12,13); sua presença é como o Líbano (Cantares 5:15). E no Apocalipse ele está vestido com uma túnica, possivelmente a de um sumo sacerdote, entre os sete candelabros de ouro (Apocalipse 1:12,13). Para algumas dessas alusões, consulte, Nick T. Batzig. "John's Use of the Song of Songs in the Book of Revelation", *Feeding on Christ*, 1º de julho de 2013. Disponível em: https://feeding onchrist.org/johns-use-of-the-song-of-songs-in-the-book-of-revelation/.

"usa metáforas para comunicar o que sente por ele".[37] A questão principal não é sua aparência, mas quem ele é. Ela termina dizendo: "A sua boca é pura doçura; sim, ele é totalmente desejável. Assim é o meu amado, assim é o meu amigo, ó filhas de Jerusalém" (Cantares 5:16). Que honra e valor ela deve sentir de seu noivo para chamá-lo de seu amor e amigo. Isso não indica um desejo lascivo de reduzi-la ao seu prazer — seu relacionamento com ela é puro e bom até o âmago, elevando sua dignidade e pessoalidade e fazendo-a frutífera. A graça flui de seus lábios (Salmos 45:2).

Nesse *wasf*, a noiva diz: "Seus lábios são como lírios" (Cantares 5:13). Eu amo essa frase. Imediatamente nos lembramos de como os lírios representam a igreja de Cristo. O noivo já a chamou de "lírio entre os espinhos" (2:2). E agora estamos vendo uma repetição de temas se unindo. A noiva abre imodestamente a canção, desejando em voz alta: "Beije-me ele com os beijos da sua boca" (1:2). Agora ela está dizendo que esses "lábios *são* como lírios que gotejam mirra" (5:13, ênfase adicionada). Também estabelecemos que a mirra é um perfume do templo. É como se ela estivesse dizendo que nós, a igreja coletiva, estamos na boca dele! Este é um desejo tão íntimo, que só pode ser expresso através de imagens poéticas tão vivas e encantadoras. O que esse texto está fazendo? Estamos basicamente sendo colocados nos lábios de Cristo! Isso não evoca no leitor um desejo de estar naqueles lábios? De participar desse tipo de bela intimidade? Todos os nossos sentidos são atraídos para ele: ver os lírios, cheirá-los, sentir a mirra gotejante.

---

[37] Ellen F. Davis. *Proverbs, Ecclesiastes, and the Song of Songs* (Louisville: Westminster John Knox, 2000) p. 281, grifo no original.

Olhemos para aquela cena conjugal onde o desejo é novamente expresso de forma tão vívida (Cantares 4:1–5:1). Aqui o noivo elogia o corpo de sua noiva em forma de *wasf*, dizendo que irá para a montanha de mirra (4:6) e que ela conquistou seu coração (4:9), ao que ela responde: "Desperta, vento norte, e vem tu, vento sul; assopra no meu jardim, espalha a fragrância dele. Que o meu amado entre no seu jardim e coma os seus frutos deliciosos!" (4:16).

Uau! Ela pode ficar mais sexualmente provocante do que isso? Ela invoca todos os ventos da terra para este desejo! Não está ela convocando a obra do Espírito para mexer as especiarias analogicamente associadas ao seu corpo e colocá-las em movimento, criando o banquete sensual como foi feito em Gênesis 1 (João 3:8)?[38] Esse poder é exibido no desejo da mulher. A resposta do noivo: "Entrei no meu jardim, minha irmã, noiva minha, para colher a minha mirra com as minhas especiarias. Comi o meu favo com o meu mel e bebi o meu vinho com o meu leite" (5:1).

E, nessa cena de desejo realizado, não vemos o consumo animalesco de uma pessoa para o prazer de outra. Vemos algo maravilhoso. Essa é a terceira vez nesta cena de amor que o noivo a chama primeiro de irmã, depois de noiva.[39] Ele a honra com dignidade e valor. Ele espera pelo convite dela. Faça uma pausa e pense na ternura desse desejo por sua noiva, bem como seu imenso respeito por ela. Homens, por favor, façam uma pausa! Coloquem isso no coração. Isso é masculinidade, conforme representada em Cristo. Voltaremos a esse ponto mais tarde.

---

[38] Observação feita por Anna Anderson, correspondência pessoal.
[39] Veja Cantares 4:9,10.

O desejo da mulher e a mulher desejosa

Depois, há este curioso narrador, a quem Richard Davidson reconhece como o próprio Javé,[40] pronunciando a bênção conjugal "como fez no primeiro casamento no jardim do Éden":[41] "Comam, amigos! Bebam, embriaguem-se com carícias!" (5:1).

Não é este o cumprimento do "voltar-se/retorno" da mulher/noiva? Eu amo como alguns dos pais da igreja conectam o desejo da mulher em Gênesis 3:16 com "refúgio", como vimos anteriormente. Tudo culmina em Cantares, é claro. Existe uma frase melhor nas Escrituras do que "Eu sou do meu amado, e o desejo dele é por mim" (Cantares 7:10)? Seu desejo é tanto o meio quanto o fim da transformação dele. É mais forte e mais puro do que o "desejo" predatório do pecado que vemos dirigido ao homem em Gênesis 4.7, levando à morte ao invés de à vida.[42] No final de Cantares, a noiva afirma que ele é seu refúgio: "Eu sou um muro, e os meus seios são como as suas torres. Por isso, aos olhos dele sou como aquela que acha paz" (8:10). Discuto isso no último capítulo. Ela é uma fortaleza.

Observe o elemento pneumatológico em Cantares. Ela tem "olhos como [de] pombas" (1:15, A21) e reflete essa linguagem de volta para ele no *wasf* (5:12), o que, por fim, a leva a encontrar paz em seus olhos (Cantares 8:10). A pomba é

---

[40] Este é um exemplo de exegese prosopológica. Matthew Bates compartilha uma definição básica, dizendo "exegese prosopológica — envolvendo a atribuição de personagens dramáticos a discursos ambivalentes em textos inspirados como um método explicativo". Matthew Bates. *The Birth of the Trinity: Jesus, God, and Spirit in New Testament and Early Christian Interpretations of the Old Testament.* (Oxford: Oxford University Press, 2016) p. 3. O que aparece como uma passagem ambígua é a voz do Pai abençoando esta união.
[41] Richard M. Davidson. *Flame of Yahweh: Sexuality in the Old Testament* (Grand Rapids: Baker Academic, 2007) p. 591.
[42] Veja Ellen F. Davis. *Proverbs, Ecclesiastes, and the Song of Songs*, p. 295.

claramente um símbolo do Espírito. Como disse Gregório de Nissa: "Portanto, o louvor mais perfeito dos olhos é que a forma de sua vida é moldada em conformidade com a graça do Espírito Santo, pois o Espírito Santo é uma pomba."[43] O Espírito acende as luzes para nós, dá-nos olhos para ver e dá-nos vida em união com Cristo. Strobel fala do cumprimento final disso, quando alcançamos aquela visão beatífica na glória: "Antropologicamente, a pessoa humana está plenamente viva aos olhos de Deus, conhecendo e sendo conhecida no amor, e é, portanto, capaz de descansar na plenitude da vida de Deus de modo que ele ou ela seja capaz de abraçar a própria vida."[44] Nisto, vemos que somos conhecidos no amor trinitário, contemplando o amor do Pai e do Filho pelo Espírito, do qual todo amor transborda. Todo amor começa no amor pericorético[45] da Trindade, a habitação das três pessoas eternas que habitam em unidade, "nuas e sem vergonha".[46]

Isso não faz com que todos os outros desejos percam o brilho em comparação? Ou, como disse Shepard: "Se esse amor não vale a pena ser almejado, na verdade não vale nada."[47] Por quê? Porque ansiamos por ser verdadeiramente conhecidos e desejados. E é isso que este texto faz: direciona nosso verdadeiro anseio, desnuda-nos no contexto do amor exclusivo e pactual de Cristo e

---

[43] Gregório de Nissa. *Gregory of Nyssa: Homilies on the Song of Songs* (Atlanta: Society of Biblical Literature, 2012) p. 231.
[44] Kyle Strobel. *A Spiritual Sight of Love: Constructing a Doctrine of the Beatific Vision.*
[45] A pericorese descreve a união interior eterna e mútua entre as pessoas trinas do Pai, Filho e Espírito Santo.
[46] Agradeço a Anna Anderson por fazer essa conexão com o Gênesis em correspondência pessoal.
[47] SHEPARD. *Parable of the Ten Virgins*, p. 161.

levanta o véu, levando-nos ao santo dos santos. Podemos confiantemente entrar em seu terno amor, nus e sem vergonha.

A mulher radiante e desejosa

Em Cantares, as luzes se acendem exatamente como no final de toda a história em Apocalipse. Em ambos os casos, somos presenteados com uma imagem resplandecente da noiva de Cristo, radiante com sua glória. Contemplar a noiva de Cristo nos faz ver o que Deus tem reservado para nós de forma mais clara e nos deixa maravilhados com seu esplendor. Entretanto, o texto de Cantares não nos ensina didaticamente sobre a identidade da noiva. Suas imagens e sua poesia nos levam a perguntar: *quem é essa mulher?* Surpreendentemente, quando ela começa sua procissão nupcial, alguém — não é possível saber com certeza quem — deixa escapar a pergunta retórica que todos fazemos: "O que vem subindo do deserto, como colunas de fumaça, perfumado de mirra, de incenso e de todo tipo de aromas das especiarias dos mercadores?" (Cantares 3:6).

A própria pergunta oferece algumas pistas interessantes sobre quem ela é. Em primeiro lugar, por que ela está saindo do deserto? Essa linguagem nos remete aos quarenta anos de peregrinação no deserto antes de Israel entrar na terra prometida.[48] Lemos sobre essa conexão da história de Israel com sua identidade como noiva em Jeremias: "Vai e clama aos ouvidos de Jerusalém: Assim diz o Senhor: Lembro-me de ti, da tua fidelidade na juventude,

---

[48] Grande parte da minha discussão sobre esta passagem vem de Davis. *Proverbs, Ecclesiastes, and the Song of Songs*, p. 260–1.

do teu amor como noiva, de como me seguiste no deserto, numa terra não semeada" (Jeremias 2:2, veja também Oseias 2:14,15).

Há ainda mais uma coisa curiosa sobre essa noiva. Embora a mirra fosse uma fragrância nupcial comum na época (Ester 2:12), o incenso não era. Portanto, aqui está algo usado para o espaço sagrado, adicionado à oferta de sacrifício como "aroma agradável ao Senhor" (Levítico 6:15). E vemos mais linguagem do tabernáculo em sua "subida" como peregrinos no final de sua jornada para adorar no santuário (Jeremias 31:6; Salmos 122:4). Logo, essa é a bela noiva do Senhor, chegando à casa de Deus tanto como o próprio sacrifício quanto como aquela que o oferece. Quão magnífico e maravilhoso!

O livro de Apocalipse dá um significado ainda mais profundo para isso tudo: "Vem, eu te mostrarei a noiva, a esposa do Cordeiro" (21:9). Imediatamente depois do anjo proferir essas palavras, João é levado, no Espírito, "a um grande e alto monte", onde viu "a cidade santa, Jerusalém, que descia do céu da parte de Deus, com cuja glória ela resplandecia como uma pedra muito preciosa, como se fosse jaspe cristalino" (21:10,11). O que essa passagem *faz*? Isso não deixa você maravilhado? A partir dela, o texto de Cantares é retomado e iluminado, enriquecendo seu significado. *Quem é essa mulher?* Ela é a nova Jerusalém, descendo do céu da parte de Deus, a noiva do Cordeiro. Ela é a mulher, subindo do deserto, onde a mãe-noiva real (como vemos no salmo 45) foi alimentada até agora (Apocalipse 12:6,14).

Tantas metáforas são atribuídas à noiva, mostrando sua exuberância e vivacidade. Ela nos aponta algo e evoca em nós o desejo de ir para o lugar do qual fala. Esse significado é demonstrado no nome dado à primeira mulher. Mesmo depois da Queda, pela graça de Deus ela recebeu o nome profético de Eva — significando "esposa e mãe de todos os viventes". A noiva de Cantares alude a isso à medida que continua a desejar estar junto ao seu noivo para que possam consumar seu amor na casa da mãe (3:4; 8:2). Ainda em Cantares, as imagens da torre, muro e portão atribuídas ao corpo dela estão conectadas àquelas imagens da cidade no Apocalipse. Não apenas isso, mas ela é "jardim fechado e fonte selada" (4:12). Como diz Jill Munro: "Todo o esplendor e a beleza do mundo natural estão por um momento concentrados nela."[49] Você vê isso? Quem é ela? Tudo aponta para uma tipologia, Sião, tanto como corpo quanto como edifício — ao mesmo tempo pessoa e lugar.[50]

E ela é resplandecente (Apocalipse 21:11). Essa palavra deveria chamar nossa atenção. Ela é resplandecente como seu noivo. Em Hebreus, ele é descrito desta mesma forma: "Ele é o resplendor da sua glória e a representação exata do seu Ser" (1:3). O esplendor da noiva vem dele. "Olhai para ele e ficai radiantes; o vosso rosto jamais mostrará frustração" (Salmos 34:5). O noivo o afirma em Cantares, fazendo a mesma pergunta de antes: "Quem é essa que desponta como o alvorecer, bela como a lua, brilhante como o sol, imponente como um exército e suas bandeiras?" (6:10). Ele sabe quem é. Ele quer que saibamos! Somos lembrados novamente da mulher em Apocalipse 12, que está "vestida do sol, com a lua debaixo dos pés, e uma coroa de doze estrelas sobre a

---

[49] Jill Munro. *Spikenard and Saffron: A Study in the Poetic Language of the Song of Songs* (Sheffield: Sheffield Academic Press, 1995), p. 51.
[50] Muita gratidão e gratidão a Anna Anderson pelas conversas pessoais e por e-mail nas quais ela me esclareceu sobre a língua materna. A tipologia também é aparente em Isaías 44–66.

cabeça" (v. 1), e da descrição de Jesus Cristo no início de Apocalipse, "Na mão direita ele segurava sete estrelas, e da sua boca saía uma espada afiada de dois gumes. Seu rosto brilhava como o sol no seu fulgor" (1:16). Não podemos desviar o olhar! Nosso desejo mais profundo é vê-lo. *Aqueles que olham para ele resplandecem de alegria!* É isso que a visão beatífica faz.

Isso nos transforma. Munro nota como a linguagem que o noivo usa para descrever sua noiva é notavelmente diferente de como a mulher se descreve no início de Cantares (1:6). "Ali, ela implora às filhas de Jerusalém que não a olhem por causa da pele morena que o sol causou por ter, literalmente, "olhado" para ela. Já em 6:10, a mulher se identifica com a claridade e a força do sol em atrair o olhar. Ela, que antes era desprezada e rejeitada, tornou-se a rainha de todas."[51] Isso continua a ser destacado pelo versículo anterior: "Quando as moças a veem, consideram-na muito feliz; as rainhas e as concubinas a elogiam" (6:9).

Jesus Cristo transforma de forma holística a noiva em toda a sua representação típico-simbólica — pessoa e lugar. Isso é o que esperamos. Na descrição da nova Jerusalém, lemos que "A cidade não necessita nem do sol, nem da lua, para que nela brilhem, pois a glória de Deus a ilumina, e o Cordeiro é a sua lâmpada" (Apocalipse 21:23). Seu brilho acende as luzes. Vemos por causa dele.

> O sol não te servirá mais para luz do dia, nem a lua te iluminará com o seu resplendor; mas o Senhor será a tua luz para sempre, e o teu Deus será a tua glória. O teu sol nunca mais se porá, nem a tua lua minguará, porque o Senhor será a

---

[51] MUNRO, Jill. *Spikenard and Saffron*, p. 39.

tua luz para sempre, e os teus dias de luto terminarão. (Isaías 60:19,20)

Por amor de Sião não me calarei, e por amor de Jerusalém não descansarei, até que a sua justiça resplandeça como o nascer do sol, e a sua salvação, como uma tocha acesa. (Isaías 62:1)

Esse desejo ardente acende uma faísca que não se apaga! Mas, oh, outros tentaram. Precisamos cantar com a noiva: "a sua chama é chama de fogo, labareda flamejante!" (Cantares 8:6). É impossível ficar mais radiante que isso! Davidson observa como o fogo está associado à presença de Deus nas Escrituras.[52] Cantares nos ensina que "entrar no amor é como entrar na presença de Deus".[53] Esse é o nosso desejo, a plenitude pela qual ansiamos. Nosso desejo nunca se extinguirá — como é emocionante afirmar isso —, mas nele temos a satisfação consumada de uma chama onipotente.

O amor esponsal de Deus

Anteriormente, afirmei que, ao falarmos sobre sexualidade na igreja, temos objetivos muito pequenos. Isso, por sua vez, revela que estamos deixando a cultura nos guiar, definir os termos e ditar a conversa. Sim, é verdade que, como igreja, nos preocupamos bastante com questões contemporâneas, como promiscuidade, pornografia, aborto, atração por pessoas do mesmo sexo e disforia de gênero. Por mais importantes que essas questões sejam,

---

[52] Richard M. Davidson. *Flame of Yahweh*, p. 628. Por exemplo, Gênesis 3:24; 15:17; Êxodo. 3:2; 13:21; 40:38; Números 9:15.
[53] Richard M. Davidson. *Flame of Yahweh*, p. 628, citando George M. Schwab, *The Song of Songs' Cautionary Message about Human Love* (New York: Peter Lang, 2002), p. 63.

estamos abordando os sintomas sem chegar à raiz do problema: nossos anseios foram criados para quê? Para onde nossos desejos devem ser orientados? Qual é o significado de nosso sexo? E estamos vivendo para quê?

Precisamos direcionar nosso olhar para Cristo e seu amor exclusivo por sua noiva. A igreja contemporânea precisa de Cristo, e então todas as peças desses quebra-cabeças culturais se encaixarão. É aqui que vejo Cantares como extremamente útil. Como o santo dos santos, esse livro nos leva para além da cortina, a fim de que possamos experimentar a presença íntima de Cristo. Precisamos começar com o amor esponsal de Cristo por sua noiva. Quando entendemos e conhecemos essa realidade, então vemos nossa masculinidade e feminilidade como uma expressão dessa ordem de amor e um convite ao amado para o Monte Sião.

A esta altura, você talvez tenha percebido que os capítulos anteriores estão começando a se encontrar aqui, pois estou expandindo alguns pontos que apresentei anteriormente. Mencionei no Capítulo 2 como o Cântico é deuteronômico — a promulgação e a personificação do grande mandamento: "Amarás o Senhor, teu Deus, de todo o teu coração, com toda a tua alma e com todas as tuas forças" (Deuteronômio 6:5). E aí vemos por que esse é o nosso anseio, desejo e satisfação final: porque ele nos amou primeiro.

O amor esponsal de Deus por seu povo é proclamado em toda a Escritura: vemos isso logo no começo de tudo e é algo expresso em sua aliança conosco. Deus quer que saibamos disso, então ele lembra a seu povo repetidamente; às vezes eles entendem e dizem de volta para Deus:

O desejo da mulher e a mulher desejosa

> Firmarei minha aliança contigo e com tua descendência, como aliança perpétua em suas futuras gerações, para ser o teu Deus e o Deus da tua descendência (Gênesis 17:7).
>
> Eu vos tomarei por meu povo e serei vosso Deus (Êxodo 6:7).
>
> Andarei no meio de vós e serei o vosso Deus, e vós sereis o meu povo (Levítico 26:12).
>
> Assim estabeleceste o teu povo Israel como teu próprio povo para sempre, e tu, Senhor, te fizeste o Deus dele (2Samuel 7:24).
>
> Então habitareis na terra que eu dei a vossos pais, e sereis o meu povo, e eu serei o vosso Deus (Ezequiel 36:28).
>
> Meu tabernáculo permanecerá com eles; eu serei o seu Deus e eles serão o meu povo (Ezequiel 37:27).

Ao abordar as questões de sua época, Paulo começou com esta aliança de amor:

> E que acordo tem o santuário de Deus com ídolos? Pois somos santuário do Deus vivo, como ele disse: Habitarei neles e entre eles andarei; eu serei o seu Deus e eles serão o meu povo (2Coríntios 6:16).

Vemos sua consumação no Apocalipse, um texto em que temos meditado ao longo deste livro:

> Vi a cidade santa, a nova Jerusalém, que descia do céu, da parte de Deus, enfeitada como uma noiva preparada para seu noivo. E ouvi uma forte voz, que vinha do trono e dizia: O tabernáculo de Deus está entre os homens, pois habitará com eles. Eles serão o seu povo, e Deus mesmo estará com eles (Apocalipse 21:2-3).

E esta é a questão: essa aliança com seu povo é conjugal. Vemo-lo em toda a Escritura também.

> E me casarei contigo para sempre; sim, eu me casarei contigo em justiça, juízo, misericórdia e compaixão; eu me casarei contigo em fidelidade, e tu reconhecerás o Senhor (Oseias 2:19-20).

> Passando por ti, vi que já estavas na idade de amar; então estendi minha capa sobre ti e cobri tua nudez. Fiz um juramento e firmei uma aliança contigo, diz o Senhor Deus, e tu passaste a me pertencer (Ezequiel 16:8).

> Pois o teu Criador é o teu marido, o seu nome é Senhor dos Exércitos, e o Santo de Israel é o teu Redentor; ele é chamado o Deus de toda a terra (Isaías 54:5).

> Pois, como um jovem se casa com uma moça, assim teus filhos se casarão contigo; e, como o noivo se alegra da noiva, assim o teu Deus se alegrará de ti (Isaías 62:5).

Paulo falou desse amor esponsal em Efésios 5:32: "Esse mistério é grande, mas eu me refiro a Cristo e à igreja", revelando que o casamento é uma figura desse mesmo amor de Cristo por sua igreja! E então Paulo também poderia dizer: "Porque tenho ciúme de vós, e esse ciúme vem de Deus, pois vos prometi em casamento a um único marido, que é Cristo, para vos apresentar a ele como virgem pura" (2Coríntios 11:2).

Cantares encarna esse amor da aliança. A noiva entende. Ela entende que esse é o tema de toda a Escritura. Por isso, como em uma explosão irrefreável de amor, ela diz: "Beije-me ele com os beijos da sua boca" (Cantares 1:2). Essa frase deve ser dita pela igreja. Ela quer que ouçamos; é uma frase profundamente evangélica.

O desejo da mulher e a mulher desejosa

Ao longo do Cântico, ela canta sobre esse amor conjugal e pactual de Deus:

> O meu amado é meu, e eu sou dele; ele cuida do seu rebanho entre os lírios (Cantares 2:16).

> Eu sou do meu amado, e o meu amado é meu; ele cuida do rebanho entre os lírios (Cantares 6:3).

> Eu sou do meu amado, e o desejo dele é por mim (Cantares 7:10).

Ela, a noiva/igreja, é o lírio. "Como um lírio entre os espinhos, assim é a minha amada entre as moças" (Cantares 2:2). Isso não é apenas desejo redimido. Este é o objetivo escatológico do desejo. É isso! A verdadeira orientação do desejo que vem de Cristo, por meio dele e para ele (Romanos 11:36).

Isso é o que devemos saber antes de tudo. Deus deseja sua noiva. Entenda isso, e teremos a orientação correta para falar sobre todas as outras questões dos nossos dias. Essa ordem de amor é vital. E, como escrevi antes, transforma a maneira como vemos a nós mesmos e aos outros. Transforma também a maneira como vemos nossa masculinidade e feminilidade, além da maneira como pensamos sobre nosso corpo e a maneira como pensamos sobre a vida e o sexo.

Precisamos penetrar o santo dos santos, que está além do véu. Como a noiva de Cantares, como a profetisa Ana, como a mulher no poço, como Maria Madalena, como a noiva do Apocalipse, recebemos e desfrutamos desse amor, chamando outros para ele, porque não podemos conter um rio transbordante.

Em vez de responder à assim chamada revolução sexual e deixar nossa cultura definir as categorias de desejo, a igreja precisa abrir os olhos para a verdadeira reforma sexual na Palavra de Deus.

O domínio do homem sobre a mulher

Anna Anderson afirma que a forma como interpretamos Gênesis 3:16c moldará a maneira como vemos todas as outras mulheres que aparecem na Bíblia, de Eva até a noiva do Apocalipse. Mais do que isso, na verdade. Nossa leitura desses versículos bíblicos afetará a maneira como vemos as mulheres hoje: em nossas casas, em nossos bairros, em nossos locais de trabalho, em nossos círculos sociais e em nossas igrejas. Se o desejo feminino é uma ânsia de poder sobre o homem que deve ser governado, então a mulher é uma ameaça. Ela é alguém de quem se deve desconfiar quando fala e age; elas não são confiáveis e devem ser gerenciadas. Como diz Diane Langberg, "Muito foi falado ao longo dos séculos sobre o que significa ser mulher. A maior parte foi dita por homens."[54] Isso levanta a questão: nós vemos as mulheres da maneira como o Filho do homem, Jesus, vê?

E se o desejo da mulher for um sinal para todos nós — algo que devemos cultivar à medida que conhecemos o desejo de nosso Noivo por nós? Como isso muda as coisas? Como isso muda a maneira como pensamos sobre o desejo? Ou a maneira como pensamos sobre nossos próprios desejos e como devem ser orientados? Qual o impacto disso em nossa compreensão sobre nós mesmos como desejados coletivamente por Deus enquanto

---

[54] Diane Langberg. *Redeeming Power: Understanding Authority and Abuse in the Church* (Grand Rapids: Brazos, 2020) p. 95.

seu povo/noiva exclusiva? Ou na forma como você pensa em seu próprio corpo? Como isso muda a maneira como você ama os outros?

Acredito que esta maravilhosa realidade do amor esponsal de Deus por sua noiva é uma notícia incrível para todos nós. Mas como devemos interpretar o homem governante de Gênesis 3:16? Compartilhei algumas interpretações alternativas: uma descrição benevolente do homem como um refúgio para a mulher, uma ordem de que o homem deve afirmar sua liderança sobre a mulher ou uma descrição da corrupção decorrente da Queda, descrevendo um patriarcado hierárquico que se seguirá e deve ser redimido. Qual dessas opções é a correta?[55]

Em minha opinião, a primeira e a última opções são as mais plausíveis, mas me inclino mais para a última. Antes de continuarmos, no entanto, falemos sobre essa opção intermediária defendida por Foh. Uma vez que não considero sua interpretação de *teshuqah* uma tradução fiel do texto, a segunda cláusula da frase, "e ele te dominará", também não é entendida corretamente. Além disso, o texto é descritivo, não prescritivo, e ler Gênesis 3:16 à luz do discurso de Paulo para esposas e maridos em Efésios 5:22-33 contradiz essa interpretação. Abordarei mais este último argumento no próximo capítulo. Por ora, basta dizer que em Efésios os maridos não são instruídos a governar suas esposas, mas a amá-las.

A plausibilidade da primeira opção — isto é, de que o texto é uma descrição benevolente — é que ela nos aponta o nosso

---

[55] Há outra interpretação proposta, por John Schmitt, que *mšl* em Gênesis 3:16 deve ser traduzido "e ele será como você" (tendo um desejo mútuo) em vez de "ele governará sobre você". Veja John J. Schmitt "Like Eve, Like Adam: *mšl* in Gen 3,16", *BIB 72* (1991): 1-22.

verdadeiro Rei e cabeça espiritual, Jesus Cristo. Como mostrado anteriormente, em Cantares vemos a noiva refugiando-se em seu noivo. Da mesma forma, os maridos devem desejar ser o primeiro cônjuge a servir como refúgio. Por meio da fórmula pactual que acabamos de observar nas Escrituras, podemos entender que Deus é nosso verdadeiro Deus, e nós somos seu povo. Consequentemente, Deus é o nosso verdadeiro governante, e nesses versículos vemos como ele é benevolente. Então, se vemos esses versículos como uma imagem do governo de Deus sobre sua noiva, e os maridos modelando isso, teríamos de repensar a forma como entendemos essa regra. Em Cantares, os títulos de rei e pastor associados ao noivo podem implicar governo; mas sua expressão prática é um terno desejo e amor por sua noiva.

E é por isso que, embora o texto talvez admita um duplo sentido aqui, concordo com Anderson que os versículos 16 e 17 de Gênesis 3 podem ser comparados para mostrar que, assim como o bom trabalho do homem agora é doloroso, o bom desejo da mulher agora é frustrado ou não correspondido; e o domínio masculino, seu governo, desempenha um papel central nisso. Essa é a história que vemos se desenrolar nas Escrituras e ainda em nossos dias. E, assim, imediatamente após Gênesis 3, vemos três episódios de violência masculina. Matthew Lynch resume tudo isso, revelando o início da existência dos "governantes guerreiros que governam através do domínio sobre a natureza e sobre as mulheres".[56]

---

[56] Matthew J. Lynch. "The Roots of Violence: Male Violence against Women in Genesis", *The Biblical Mind* (blog), Center for Hebraic Thought, 29 de setembro de 2020. Disponível em: https://hebraicthought.org/male-violence-against-woman-in-genesis/.

O desejo da mulher e a mulher desejosa

1. O início da poligamia (violência verbal doméstica): Lameque, o primeiro polígamo, tentou superar a Deus exigindo vingança injusta e depois insultando suas esposas. [Gênesis 4:19-24]
2. O início dos reis guerreiros (violência militar): seres divinos apoderaram-se de mulheres, e seus filhos tornaram-se guerreiros. [Gênesis 6:1-5][57]
3. O início das "grandes" cidades (violência política e civil): um guerreiro chamado Ninrode foi o primeiro guerreiro-caçador, o "homem ideal (real)" no mundo antigo. Ele fundou as grandes cidades da Mesopotâmia. [Gênesis 10][58]

Os primeiros dez capítulos do primeiro livro da Bíblia revelam "a notável ligação entre a dominação masculina e a violência"[59] que vemos em todo o restante do Antigo Testamento e até mesmo em nossa vida agora. Isso é bastante preocupante. Não testemunhamos nenhum governo masculino benevolente ao longo da história que seja um refúgio para as mulheres. Dessa forma, vejo Gênesis 3:16d como descritivo e profético. Em outras palavras, o texto está nos dizendo por que as coisas são como são. Não nos diz que todos os homens sejam violentos, mas que o domínio e a violência masculina resultantes do pecado seriam um fator chave para frustrar o desejo da mulher.[60]

---

[57] Matthew J. Lynch "Roots of Violence", também observa a linguagem semelhante no relato da Queda, replicando o pecado original: Os seres divinos viram (*r'h*) que eram agradáveis (*tôb*), então eles pegaram (* *lqh*) como esposas de (*min*) qualquer um que eles quisessem (Gênesis 6:2).
[58] Matthew J. Lynch, "Roots of Violence."
[59] Matthew J. Lynch, "Roots of Violence."
[60] Vemos isso até na cena da segunda noite de Cantares (Cantares 5:7).

Cante comigo

Jesus diz a seus discípulos algo bem diferente sobre o que significa governar — diferente da visão do mundo, da visão de muitos na igreja hoje e radicalmente diferente do que os discípulos esperavam. Assim foi: "Então Jesus chamou-os para junto de si e lhes disse: Sabeis que os governantes dos gentios os dominam, e os seus poderosos exercem autoridade sobre eles. Não será assim entre vós; pelo contrário, quem quiser tornar-se poderoso entre vós, seja esse o que vos sirva; e quem entre vós quiser ser o primeiro, será vosso servo, a exemplo do Filho do homem, que não veio para ser servido, mas para servir e para dar a vida em resgate de muitos" (Mateus 20:25-28). Vale a pena cantar sobre isso, certo? Jesus está nos dizendo que a liderança é cruciforme. Ou seja, como Cristo, a liderança autêntica nos leva à cruz na doação total de nós mesmos pelo bem da amada.

Da mesma forma, é assim que o papel de cabeça deve ser desempenhado. Adão era um cabeça federal da humanidade. Sendo assim, ele era um representante: se obedecesse aos parâmetros de Deus para a criação, teria conquistado a comunhão eterna nos novos céus e na nova terra com o Deus triúno para todos nós. Sua desobediência mergulhou a humanidade na Queda, trazendo morte e depravação para toda a sua descendência. Essa depravação afetou até a maneira como via sua esposa. Embora ainda se amassem, sua união foi rompida. Eles não podiam mais ficar nus e não se envergonharem. Adão a "jogou na fogueira", por assim dizer, no momento em que foi responsabilizado perante Deus (Gênesis 3:12).

Em nossas lições bíblicas básicas sobre a Queda, a primeira mulher é frequentemente retratada como uma legalista notável.

Ao falar com a serpente sobre o mandamento de Deus, ela acrescentou: "Mas do fruto da árvore que está no meio do jardim, disse Deus: Não comereis dele, *nem nele tocareis*; se o fizerdes, morrereis" (Gênesis 3:3, grifo nosso). Será que ela estava realmente acrescentando mandamentos à Palavra de Deus? Afinal, o próprio Deus não disse "nem tocareis" quando deu essa ordem a Adão (Gênesis 2:17). Alguns dizem que talvez Adão tenha acrescentado essas palavras ao transmitir a ordem a Eva. Wayne Townsend sugere que algo diferente está acontecendo aqui. Gênesis é o primeiro livro da Bíblia, dando-nos as origens da criação. Mas precisamos manter em mente seu público levítico original. "Gênesis foi escrito para um povo redimido de Deus. Gênesis, conforme recebido, contém uma apologética em relação às origens de Israel como uma nação distinta e sua reivindicação sobre a terra de Canaã. Assim, Gênesis assume a história do êxodo-conquista, no meio da qual Israel recebeu o código-lei do Sinai."[61] Townsend observa como vemos sinais do código da lei matrimonial do levirato (Deuteronômio 25:5-6) na história de Judá e Tamar. Da mesma forma, o relato do dilúvio é contado com um suposto conhecimento prévio de animais limpos e impuros em relação ao sacrifício. Gênesis foi escrito com seu público original já conhecendo e lendo "à luz da lei dada no Sinai, incluindo o código de limpeza encontrado em Levítico".[62]

---

[61] P. Wayne Townsend. "Eve's Answer to the Serpent: An Alternative Paradigm for Sin and Some Implications in Theology", *CTJ 33* (1998): 399–420, Disponível em: https://faculty.gordon.edu/hu/bi/ted_hildebrandt/otesources/01-genesis/text/articles-books/townsend_evesanswer_ctj.pdf.
[62] P. Wayne Townsend, "Eve's Answer to the Serpent", p. 403.

Nesse contexto, a história da Queda funciona como pretexto para o êxodo-conquista. Gênesis 3 identifica as fontes do mal que levaram ao sofrimento da escravidão. Também justifica a conquista ao ampliar a divisão entre a mulher e a serpente para uma luta contínua entre seus descendentes (Gênesis 3:15). Tudo isso depende de Israel ser compreendido em separação e oposição ao resto das nações — a mesma separação identificada no código levítico (Levítico 18:24-30; 20:22-27).[63]

Esse contexto lança luz sobre o acréscimo da mulher de "nem nele tocareis". Ela está dizendo algo profético aqui.

Encontramos paralelos com as palavras de Eva em Levítico 11 e Deuteronômio 14. Levítico 11 define o alimento que é lícito aos israelitas comer. Com relação aos animais terrestres impuros, o versículo 8 declara: "Não deveis comer a sua carne nem *tocar* nos seus cadáveres; eles são impuros para vocês" (grifo nosso). O vocabulário e a estrutura da frase desse versículo têm um forte paralelo com as palavras de Eva em Gênesis 3:3: "Não comereis dele... nem nele tocareis."[64]

O público original faria essa conexão, pois conhecia a lei levítica. Eles sabiam que *tocar* em qualquer coisa impura *tornaria* Adão e Eva impuros. E as ramificações foram fatais. Eles também sabiam que deveria haver um sacrifício neste momento. Adão e Eva seriam expulsos do santuário do templo-jardim. A mulher estava completando a história com suas palavras extras. E, no entanto, a serpente foi capaz de enganá-la, desorientando seus desejos. "Então,

---

[63] P. Wayne Townsen, "Eve's Answer to the Serpent", p. 403.
[64] P. Wayne Townsend, "Eve's Answer to the Serpent", p. 406.

vendo a mulher que a árvore era boa para dela comer, agradável aos olhos e desejável para dar entendimento" (Gênesis 3:6).

Você vê agora como o suspense está aumentando? A história nos faz quase cair de nossos assentos! O que vai acontecer agora? A cena está pingando impureza e morte. O que Adão fará? Ele é o cabeça federal, o representante de toda a humanidade; o marido, unido à sua esposa. Ele se oferecerá como sacrifício?[65] Dará a vida por sua esposa? Não. Ele falha em direcioná-la para Deus como a fonte de toda bondade e sabedoria (Gênesis 3:6), e não intervém em nome dela depois que o pecado foi cometido. Em vez disso, nosso cabeça federal participa da desobediência. Por fim, ele coloca a culpa em sua mulher.

Enquanto Adão falhou em seu papel como cabeça e culpou sua esposa, Jesus Cristo tomou a culpa sobre si mesmo para purificar sua noiva. Ele enfrentou a ira santa de Deus contra o pecado, a qual é despertada porque a maldade que a acompanha destrói a bondade criada por Deus. O pecado nos torna impuros, impróprios para estar na presença do Deus puro e santo. E isso nos destrói. Jesus esmaga a cabeça de Satanás. O Filho de Deus entrou em sua própria criação, assumiu nossa carne, experimentou nossas tentações (sem pecar), viveu uma vida justa diante de Deus em nosso lugar, abriu mão dos seus próprios direitos de seu poder divino e sofreu "fora das portas da cidade" com o imundo. Por quê? Para santificar sua noiva por seu sangue (Hebreus 13:12), tornando-nos santos e tendo "[nos] purificado com o lavar da água, pela palavra" (Efésios 5:26). Isso é o que um cabeça deve fazer. Ele se entrega sacrificialmente. Isso é o que um

---

[65] Veja L. Michael Morales. *Who Shall Ascend the Mountain of the Lord? A Biblical Theology of the Book of Leviticus.* (NSBT. Downers Grove, IL: IVP, 2015) p. 181–84.

noivo deve fazer. Masculinidade é isso. Jesus não olha para nós e vê imundície e morte. Ele nos cobre. Ele vê a própria imagem que nos concedeu, e ouvimos suas palavras para nós na procissão da noiva: "Tu és toda linda, amada minha! Em ti não há defeito algum" (Cantares 4:7).

E, à medida que os temas de impureza, pecado e redenção se desenrolam nas Escrituras, temos a promessa de entrar nessa beleza. "Bem-aventurados os que lavam suas roupas para que tenham direito à árvore da vida e possam entrar na cidade pelas portas! Ficarão de fora os cães, os feiticeiros, os adúlteros, os homicidas, os idólatras, e todo o que ama e pratica a mentira" (Apocalipse 22:14-15). A noiva em Apocalipse está chamando evangelicamente "aquele que deseja" para tomar a "água da vida" (22:17). Isso não faz você perceber o quão sedento está?

Tendo tudo isso em mente, como vocês homens podem ainda ver pornografia, que é basicamente um ato de roubar a pessoalidade de uma mulher para poder consumi-la? Para quê? O desejo pornográfico é uma corrupção e perversão grave do desejo sagrado e traz apenas destruição para você e suas vítimas. Homens, vocês devem representar a verdadeira masculinidade de nosso cabeça comum, Jesus Cristo, que primeiro chama sua noiva de "irmã". Ele se deleita nela e se dedica a torná-la santa e pura.

Apliquemos essa verdade a todos os nossos desejos desorientados com que nos enganamos pensando que nos darão o bem. Tentamos disfarçá-los ou justificá-los porque, como diz Christopher West, estamos cheios de vergonha. É *"uma falha ver o corpo como ele realmente é*: um sinal que aponta para além de si mesmo, para Deus. Quando isso acontece, nosso desejo de Beleza Infinita (*eros*) fica 'preso' no próprio corpo. O *ícone* se torna um *ídolo* e passamos a adorar a criatura em vez do Criador. Essa é a descrição de Paulo em Romanos 1 do que é a luxúria".⁶⁶ Ela nunca satisfaz, porque toda a sua orientação é diabólica. *Eros* pervertido escraviza. West nos chama a conhecer o verdadeiro *eros* para que possamos "recuperar o que Satanás plagiou".⁶⁷ Nossos desejos desorientados estão tentando nos afastar do amor esponsal de Deus. Eles nos enganam fazendo-nos pensar que nossos corpos não são significativos, bons e sinais do amor de Deus.

West faz a notável afirmação de que "a salvação do mundo começa com a salvação de *eros*". Pare por um minuto e apenas medite sobre isso. Vemos exatamente essa mensagem em Cantares. É por isso que é uma música! *Eros* não deve ser um instinto básico; é o verdadeiro amor em ação, ele influencia a forma como vemos e tratamos uns aos outros. O amor *eros* de Deus transborda exclusivamente por sua noiva; por sua vez, ela modela o mesmo amor *eros* em seu amor exclusivo por ele, seja em nossa solteirice, seja em nosso casamento exclusivo. Ambas as condições apontam para o *eros* escatológico a ser cumprido em nosso Noivo. Assim, West diz: "E precisamente porque o relacionamento do homem e da mulher é o fundamento mais profundo da ética e da cultura, quando o *eros* é mal direcionado, leva a 'toda a desordem moral que deforma tanto a vida sexual quanto o funcionamento das relações *sociais*, *econômicas* e até mesmo a *vida* cultural.' Cristo quer salvar cada pessoa humana e toda a humanidade em suas raízes, *e nossas raízes estão inextricavelmente ligadas ao eros.*"⁶⁸

---

[66] Christopher West. *Our Bodies Tell God's Story: Discovering the Divine Plan for Love, Sex, and Gender*. (Grand Rapids: Brazos, 2020) p. 42, grifo no original.
[67] Christopher West. *Our Bodies Tell God's Story*, p. 88.
[68] Christopher West. *Our Bodies Tell God's Story*, p. 43, citando TOB 48:1, grifo no original.

O primeiro cabeça da raça humana falhou. Vemos como as consequências — reveladas na Queda — de uma liderança e governo impróprios, uma maneira falsificada de ver a mulher, bem como uma forma distorcida de ver nosso corpo e nossos desejos, levaram a muita destruição, tanto nas Escrituras quanto em nossa vida ainda hoje. O que precisamos é olhar para o nosso verdadeiro cabeça, o cabeça da igreja/noiva, Jesus Cristo. Nele, vemos que, como diz Diane Langberg, "o papel de cabeça é cruciforme; deve ser moldado e determinado pelo caminho da cruz".[69] Vemos que somos a mulher desejosa: "Eu sou do meu amado, e o desejo dele é por mim" (Cantares 7:10). Vemos o *eros* redimido que transborda.

---

[69] Diane Langberg. *Redeeming Power*, p. 102.

QUESTÕES PARA DISCUSSÃO

1. Como a maneira como pensamos sobre o desejo afeta nossa leitura das Escrituras e a maneira como nos relacionamos com Deus?

2. Como isso afeta a dignidade e a pessoalidade que atribuímos a homens e mulheres e à maneira como amamos?

3. Uma oração em The Valley of Vision termina com este pedido: "Enche o jardim da minha alma com o vento do amor, para que os aromas da vida cristã possam ser levados aos que me cercam; então vem e colhe frutos para a tua glória. Assim cumprirei a grande finalidade do meu ser: glorificar-te e ser uma bênção para a humanidade."[70] Como essa oração poderia ser uma aplicação de Cantares 4:16 e uma resposta ao desejo de Deus?

---

[70] Arthur Bennett. ed., "Thing's Needful", *The Valley of Vision: A Collection of Puritan Prayers and Devotions* (Carlisle: Banner of Truth Trust, 1975) p. 325.

CAPÍTULO 5

A sexualidade como dádiva

Frequentemente descrevemos a masculinidade e a feminilidade como atributos que devemos assumir. O Conselho de Masculinidade e Feminilidade Bíblica (CBMW) nos ensinou a falar sobre nossa sexualidade em termos de "papéis". Desempenhar esses papéis é a resposta ao chamado para sermos "homens masculinos e mulheres femininas".[1] Como mencionei no primeiro capítulo, o papel do homem é liderar o caminho em todas as tomadas de decisão, enquanto o papel da mulher é afirmar e estimular essa potência masculina, porque os homens têm poder autoritativo e as mulheres devem ser submissas. Se as circunstâncias forem tão diferentes a ponto dos papéis mudarem para a mulher — digamos, se ela ganha mais dinheiro do que o homem ou é uma mãe solteira sustentando e protegendo seus filhos —, então ela só precisa ter cuidado para fazer isso "de uma forma exclusivamente feminina".[2] Caso seu marido esteja presente, ela não deve passar dos limites, pois isso seria "assumir o chamado masculino".[3] Essa visão da sexualidade ensinada na igreja é um empreendimento frágil.

Tudo isso é bastante curioso. Em minha opinião, o CBMW parece estar alimentando algumas das próprias filosofias que eles querem combater. Não é esse o mesmo tipo de pensamento perpetuado pelo movimento transgênero? Não é toda a ideia de que os homens podem ser algo diferente de homens, ou uma mulher que precisa de um comportamento "exclusivamente feminino", a mesma mentalidade do último estágio da revolução sexual? A parte

---

[1] Ligon Duncan. Prefácio de *Recovering Biblical Manhood and Womanhood*. Ed. John Piper e Wayne Grudem. 1991; reimpr. (Wheaton: Crossway, 2006), p. xii.
[2] John Piper. A Vision of Biblical Complementarity", em *Recovering Biblical Manhood and Womanhood*. p. 37.
[3] John Piper.»A Vision of Biblical Complementarity", em *Recovering Biblical Manhood and Womanhood*. p. 37.

biológica do meu ser que tem um útero e me torna uma mulher é algo diferente da minha alma e psique, cuja ações precisam garantir que estou agindo como uma mulher? E o que eu preciso fazer, como mulher, para ser mais feminina? Por que ser mulher não é o suficiente, de modo que preciso descobrir o que é ser uma mulher *feminina*? E o que *é* um comportamento exclusivamente feminino?

Concordo com o CBMW que existem distinções e diferenças entre homens e mulheres. Não acredito, no entanto, que precisamos nos tornar hiperfocados se somos masculinos ou femininos o suficiente. O CBMW capitalizou esse tipo de linguagem, usando a palavra *papel*, que é um termo teatral que significa "desempenhar um papel", para se referir a diferenças ontológicas performáticas entre homens e mulheres. E, como eu disse, essas diferenças são uma versão polida das noções aristotélicas. Quando analisamos as definições fornecidas pelo CBMW para masculinidade e feminilidade "maduras", podemos entender a direção a que estamos sendo conduzidos.[4] Para ser mulher, devo ser de uma certa maneira, desempenhar um determinado papel, encaixar-me em um determinado estereótipo cultural.[5] É como se houvesse algum tipo de escala imaginária de atualização para me tornar uma mulher verdadeiramente feminina. Hulda, Débora, Jael, Rute, Dorcas, Febe, Priscila e Júnia — só para citar algumas — não devem ter recebido o manual!

Mais uma vez, precisamos retornar à compreensão metafísica de que o corpo e a alma existem em unidade hilomórfica.[6]

---

[4] Veja p. 1.
[5] Veja John Piper. "A Vision", p. 41, 50-51.
[6] Veja Prudence Allen. *The Concept of Woman*, vol. 3. *The Search for Communion of Persons, 1500–2015*. (Grand Rapids: Eerdmans, 2016) p. 492. Isso contrasta com a visão dualista de Platão sobre o corpo e a alma.

A sexualidade como dádiva

Como disse Prudence Allen, entendemos que, como imagem de Deus, existem "duas maneiras distintas de ser humano: como homem e como mulher".[7] Acho que o CBMW concorda com isso, mas sua linguagem e seu ensino sobre masculinidade e feminilidade os trai. Não há algo como um "meio homem" — alguém totalmente perdido sobre como ganhar sua carteirinha de masculinidade. Não existem mulheres biologicamente identificáveis com almas masculinas. Não precisamos forçar nossas distinções sexuais sob uma estrutura ontológica artificial de autoridade e submissão, ou mesmo outros estereótipos culturais. Não preciso agir como uma mulher para ser atualizada como tal — sou uma mulher em todas as minhas ações. Não precisamos de "machos masculinos" e "fêmeas femininas". Precisamos reconhecer nossa sexualidade como dádiva. A linguagem que o CBMW usa leva às conclusões que ouvimos na comunidade transgênero, como "sou uma mulher presa no corpo de um homem". Deus já nos criou como homens e mulheres, e também nos criou como pessoas únicas. Precisamos aprender o significado disso.

Por conta dessa forma de pensar, tenho ressalvas quanto à linguagem que está sendo usada por organizações como o CBMW para liderar o caminho no que diz respeito às questões sérias que a igreja precisa abordar em relação à sexualidade. Afinal, estamos falando de pessoas reais, não apenas de economia e ética como assuntos meramente abstratos. Com a compreensão metafísica adequada da unidade hilomórfica do corpo e da alma, podemos ministrar àqueles que sofrem de disforia de gênero em

---

[7] Prudence Allen, 3:464. Allen reconhece que a maioria é homem ou mulher, mas, por causa da Queda, uma pequena porcentagem de pessoas, que deveriam receber igual dignidade, sofrem com a biologia intersexual.

vez de esfregar sal em suas feridas. Não nos tornamos homens e mulheres através de um papel que desempenhamos ou por meio de um "sentimento" de feminilidade e masculinidade. E pessoas acabadas e feridas ainda são pessoas inteiras que precisam de encorajamento no evangelho sobre o amor esponsal de Deus — que ama tanto sua alma quanto seu corpo. Se somos lavados pelo sangue do Cordeiro, ele nos diz: "Você é absolutamente linda, minha querida; não há imperfeição em ti" (Cantares 4:7). Essas palavras nos lembram de que vivemos em um período de "já, mas ainda não". Sabemos que o corpo que temos agora, afetado pelo pecado e pela Queda, não é o mesmo corpo glorificado que teremos nos novos céus e na nova terra. As dificuldades que enfrentamos em relação ao nosso corpo, desde os casos extremos de disforia de gênero a todos nós que lutamos para nos "encaixar" e sentirmos satisfeitos com nosso corpo nesta era, são compreensíveis. Nosso corpo geme juntamente com toda a criação:

> Pois tenho para mim que as aflições do tempo presente não se comparam com a glória que em nós há de ser revelada. Pois a criação espera ansiosamente pela revelação dos filhos de Deus. Pois a criação ficou sujeita à vaidade — não voluntariamente, mas por causa daquele que a sujeitou — na esperança de que a própria criação também seja libertada da escravidão para decair na gloriosa liberdade dos filhos de Deus. Pois sabemos que toda a criação geme e está em dores de parto até agora. Não apenas isso, mas nós mesmos, que temos o Espírito como primícias, também gememos em nós mesmos, esperando ansiosamente a adoção, a redenção de nossos corpos (Romanos 8:18-23).

Nosso gemido é apropriado. Observe que esse grande dia não será apenas o dia de nossa consumação como a noiva de Cristo, como temos visto nas Escrituras, mas também de nossa adoção como filhos no Filho.[8] Embora homens e mulheres possuam um *telos* comum, as mulheres podem aprender com os homens o que significa ser filhos no Filho; por outro lado, os homens podem aprender mais com as mulheres sobre o que significa ser a noiva de Cristo. Além disso, no casal vemos uma representação da união antecipada da terra (o homem, como vindo do pó) e o céu (a mulher, como não vindo do pó).[9] Se perdermos essas representações, facilmente cairemos nos trilhos do legalismo, confundindo descrição e prescrição, e policiando a ética cultural. Devemos ser mais cuidadosos. Em tudo isso, nossos olhos devem estar fixados em Cristo enquanto caminhamos para uma santa comunhão de pessoas, promovendo um conhecimento recíproco que resulte numa reciprocidade dinâmica e frutífera por meio da doação de nós mesmos em nossas diferenças e através destas.[10]

Sexos vizinhos

Quando usamos estereótipos ou papéis culturais como elementos essenciais da feminilidade e da masculinidade, reduzimos nossos irmãos e nossas irmãs, e perdemos o projeto criativo de Deus para os seres humanos como pessoas únicas e irrepetíveis. Dorothy Sayers sugeriu que homens e mulheres não são sexos opostos, mas sexos

---

[8] Ver David B. Garner. *Sons in the Son: The Riches and Reach of Adoption in Christ* (Phillipsburg: P&R, 2016).
[9] Agradeço a Anna Anderson por me ajudar a desenvolver ainda mais essa representação do céu e da terra; comunicação pessoal.
[10] Ver Prudence Allen. *Concept of Woman*, 3:460.

vizinhos.[11] Isso não diminui as distinções entre homens e mulheres, porém reconhece que ambos são humanos. Compreender esse fato básico nos ajuda a ver a beleza holística do plano de Deus e abre as portas para que homens e mulheres sirvam uns aos outros, dando-se como pessoas completas em sinergia[12] e comunhão dinâmica.

Prudence Allen estabelece "quatro princípios demonstráveis: igualdade em dignidade, diferença significativa, relação sinérgica e fruição intergeracional".[13] Allen argumenta que todos esses princípios podem ser encontrados em Gênesis:

> O princípio da *igualdade em dignidade* entre todos os seres humanos é revelado em Gênesis 1:26: "Façamos o homem [o ser humano] à nossa imagem, conforme a nossa semelhança." A *diferença significativa* entre a mulher e o homem é revelada em 1:27: "à imagem de Deus os criou; homem e mulher os criou." A *relação sinérgica* de ambos é revelada em 1:28: "E Deus os abençoou, e Deus lhes disse: Frutificai e multiplicai-vos" e em 2:24: "tornaram-se uma só carne." O quarto princípio da *fruição intergeracional* é revelado em 5.1-32: "Este é o livro das gerações", e na lista subsequente daqueles que geraram uma geração após a outra, de Adão a Noé.[14]

Esses princípios se manifestam no casamento, mas também em amizades e parcerias puras e platônicas em nossa vizinhança, igrejas, trabalho e outras comunidades. Nossa dignidade

---

[11] Dorothy Sayers. "The Human-Not-Quite-Human", em *Are Women Human? Astute and Witty Essays on the Role of Women in Society.* 1971; repr., (Grand Rapids: Eerdmans, 2005) pp. 53.
[12] Isto é, de forma cooperativa.
[13] Prudence Allen. *Concept of Woman*, 3:493.
[14] Prudence Allen. *Concept of Woman*, 3:494, ênfase original.

A sexualidade como dádiva

compartilhada e diferenças significativas nos obrigam a comungar e a doar essas diferenças, levando-nos finalmente à maior fruição de todas: uma comunhão de santos em união com nosso Noivo.

A negação da dignidade e da pessoalidade dos homens

Essa linguagem de "mulheres femininas" e "homens masculinos" pode se tornar muito confusa e complicada. Isso nos leva a basear nossa sexualidade em costumes culturais prescritivos, e é incapaz de reconhecer que a nossa sexualidade é *dada* por seu próprio valor, além de ferir a dignidade e pessoalidade de homens e mulheres. É importante reconhecer a verdadeira luta que homens enfrentam para estar à altura dessa categoria extrabíblica do "homem masculino". Muitas vezes, começa quando são ainda jovens: meninos são zombados por serem muito sensíveis, pouco assertivos ou muito "moles". Alguns pais ficam excessivamente preocupados quando seus filhos não gostam de coisas supostamente masculinas, como esportes e caça. Eles podem não estar interessados nas atividades do grupo de rapazes, como futebol e estilingue. Alguns desses meninos crescem pensando que talvez não sejam masculinos o suficiente. Sua masculinidade não é vista como uma dádiva a ser usada para o bem do próximo. Eles não têm segurança de que estão cumprindo adequadamente seu gênero. Alguns, como resultado, acabam inseguros em relação à sua identidade de gênero. Reduzir a masculinidade a essas qualidades culturais específicas que precisam ser "assumidas" é agredir a dignidade e a pessoalidade de cada homem que reflete a imagem de Deus em seu corpo, pessoalidade, interesses e relacionamentos com outras pessoas. O próprio Jesus, um homem, não seria aprovado por esse crivo de masculinidade: ele dependia de mulheres para sustentar seu ministério (Lucas 8:1-3); ele chorou (João 11:35); comparou-se a uma galinha reunindo seus pintinhos debaixo das asas da maneira como ele queria reunir os filhos de Jerusalém (Mateus 23:37).[15]

O dr. Joaquín Navarro-Valls, em sua palestra sobre a posição da Santa Sé em relação à Quarta Conferência Mundial sobre a Mulher, expressou bem: "As mulheres e os homens são a ilustração de uma complementaridade biológica, individual, pessoal e espiritual. A feminilidade é a característica única e específica da mulher, assim como a masculinidade é do homem."[16] Os homens não precisam agir de determinada maneira a fim de afirmar sua masculinidade. Suas ações são masculinas porque são homens. Caso invertamos a ordem, sua pessoalidade e dignidade são feridas. Esse tipo de inversão perverte a conexão real e orgânica entre nossa ontologia como homem ou mulher e como a dádiva de nossa sexualidade é representada na vida. A base de minha abordagem não são costumes culturais, mas a forma como nossas distinções representam o amor unitivo.

---

[15] Por outro lado, vemos na cultura homens e mulheres que propositalmente tentam "vestir" os chamados traços masculinos ou femininos do sexo vizinho. Concordo que isso é preocupante. Quando os homens "assumem" estereótipos femininos de nossa cultura em seus maneirismos, interesses e, às vezes, na maneira como se vestem, eles estão adotando uma identidade artificial. Esse comportamento desconhece grosseiramente a essência do feminino e o conceito de mulher. É uma ofensa à feminilidade; rouba a dignidade e a pessoalidade de ambos os sexos. Imitar estereótipos culturais não é uma expressão de pessoalidade ou identidade sexual. Tentar assumir a persona de outra pessoa — especialmente como uma deturpação do outro — não é uma expressão de valor próprio. Além disso, os homens são chamados a amar sacrificialmente as mulheres, não tentar se tornar elas.
[16] Joaquin Navarro-Valls. "To Promote Woman's Equal Dignity", *Priests for Life*, 25 de agosto de 1995. Disponível em: https://www.priestsforlife.org/magisterium/navarrobeijing 08-25-95.htm.

A abordagem que tenho buscado desenvolver destaca a dignidade do homem ao afirmar o valor da pessoa única que Deus o criou para ser, acima da masculinidade falsa e pervertida de nossa cultura e em oposição a esta. Tiremos as máscaras: o estoicismo não é o verdadeiro autocontrole. Agressão não é o mesmo que coragem. Domínio não é o mesmo que liderança. Violência não é o mesmo que a raiva justa. Essas máscaras são fracas e impotentes. E as qualidades positivas encorajadas aqui não são apenas qualidades masculinas.

Além disso, homens compassivos, humildes, que entregam seu caminho ao Senhor e que exercitam a mansidão não são efeminados. Pelo contrário: eles são fortes, uma dádiva, ajudando a glorificar o nome de nosso Salvador e a promover o bem do próximo — atos dinâmicos e frutíferos. Tanto os homens como as mulheres devem olhar para Jesus em busca da virtude cristã, e não para a masculinidade masculina ou a feminilidade feminina. Tampouco devemos olhar para a masculinidade bíblica ou a feminilidade bíblica. Somos homens e mulheres que se dirigem a Cristo juntos, que chamou de bem-aventurados homens e mulheres, pobres de espírito, tristes, mansos, sedentos de justiça, misericordiosos, puros de coração, pacificadores e perseguidos por sua causa (Mateus 5:1-10).

Uma dádiva que pode ser aceita ou rejeitada

Embora eu tenha algumas diferenças significativas com a doutrina católica romana e, portanto, com algumas das premissas do papa João Paulo II, seu livro *Teologia do corpo*[17] ainda é uma lufada de

---

[17] João Paulo II. *Man and Woman He Created Them: A Theology of the Body*, trad. Michael Waldstein (Boston: Pauline Books & Media, 1986, 2006).

ar fresco em relação ao que está sendo ensinado sobre homens e mulheres em muitos círculos protestantes. Uma das razões é que ele destacou a pessoalidade e a dádiva.[18] O papa João Paulo II descreveu nossas duas maneiras diferentes de sermos humanos, homem e mulher, como a dádiva de nosso corpo sexual que retrata o amor esponsal de Cristo por sua igreja. Ou, como descreve Christopher West, "o plano de amor de Deus estampado em [nossa] sexualidade".[19] Aqui está a história do evangelho! A palavra *dádiva* revela a incrível generosidade de Deus e nos diz algo sobre autoridade — voltaremos a esse assunto mais adiante. A palavra *dádiva* também nos revela nossa própria gratidão, ou a falta dela. Vemos nossa sexualidade como uma dádiva? Vemos a sexualidade de nossos irmãos e irmãs dessa forma? Como isso muda a maneira como vemos a nós mesmos e aos outros? Como isso muda a maneira como tratamos o próximo?

Vivemos em uma cultura pornográfica onde a sexualidade é reduzida e comercializada para consumo. A cultura pornográfica quer sexo sem a pessoa e nega a dignidade e a pessoalidade de todos os envolvidos. Os cristãos sabem que essa não é a intenção de nossa sexualidade. Embora o movimento bíblico de masculinidade e feminilidade (BMW) rejeite essa cultura pornográfica, sua teologia do homem e da mulher cai nessa mesma negação da pessoalidade. Nossa sexualidade é reduzida ao desempenho de papéis e estruturas hierárquicas sem enriquecimento recíproco. Permita-me explicar.

---

[18] Além de algumas das doutrinas mais óbvias que contrastam com a teologia protestante, eu também incluiria seu ensinamento sobre a "divinização" do corpo e a "participação" na vida eterna de Deus.

[19] Christopher West. *Our Bodies Tell God's Story: Discovering the Divine Plan for Love, Sex, and Gender.* (Grand Rapids: Brazos, 2020), p. 53.

A sexualidade como dádiva

Nossa postura de gratidão revela algo do que pensamos sobre o Doador. Nossa resposta à dádiva revela se pensamos que o Doador é bom, o que é bondade, de onde vem e o que devemos fazer com ela. Como honramos a Deus com a dádiva de nossa sexualidade? Como honramos os outros? Aqui está algo a considerar que pode ser revelador: nossa gratidão é algo que praticamos dentro de uma comunidade em resposta à nossa gratidão a Deus ou é mais um meio individualista de experimentar nossa própria plenitude pessoal?

Christine Pohl elabora: "Há séculos, Sêneca advertiu sabiamente que 'nunca se deve aceitar um presente se alguém tiver vergonha de reconhecer a dívida publicamente (Ben 2:23.1); um presente deve ser aceito apenas se o destinatário estiver disposto a 'convidar toda a cidade para testemunhá-lo'."[20] Qual a relação disso com nossa sexualidade? Ou com a forma como enxergamos a dádiva que Deus nos deu como homem e mulher? Vemos os outros como presentes de Deus? E o que essa dádiva nos autoriza a fazer? Nossa gratidão deve moldar como orientamos nossos desejos no amor e como recebemos os dons da pessoalidade masculina e feminina em casa, na igreja e na sociedade. À medida que desejarmos a Deus, veremos os outros e desejaremos amá-los da maneira como ele ama.

Enriquecimento recíproco

O relato da Criação deve provocar um sentimento de gratidão ao reconhecer a dádiva da diferença sexual. João Paulo II começou com a própria criação como um dom do Amor de Deus (ele colocou esse

---

[20] Christine D. Pohl. *Living into Community: Cultivating Practices That Sustain Us* (Grand Rapids: Eerdmans, 2012), p. 40.

Amor em maiúscula).²¹ No princípio, o homem recebeu essa dádiva da vida no mundo criado, mas estava na solidão e viu que não havia um semelhante. Não havia comunidade para que a gratidão e reciprocidade fossem praticadas. E, na sua solidão, o homem era incapaz de se conhecer plenamente como pessoa, pois não havia outro "eu" diante dele. Nossa autocompreensão exige relacionamento. Na declaração de Deus de que não era bom que o homem estivesse só, e que faria uma auxiliadora para ele (Gênesis 2:18), o papa João Paulo II viu "sozinho" e "ajuda" como chaves para o homem e a mulher experimentarem a essência do dom da humanidade como imagem de Deus. A mulher ajuda o homem a reconhecer sua própria humanidade e a adquirir consciência do enriquecimento recíproco e do significado unitivo do corpo em sua masculinidade e feminilidade.²² Portanto, ela não é apenas uma dádiva, mas permite que ele veja a si mesmo como uma dádiva.

> Com efeito, a dádiva revela, por assim dizer, *uma característica particular da existência humana*, ou mesmo a própria essência da pessoa. Quando Deus-Yahweh diz: "Não é bom que o homem esteja só" (Gênesis 2:18), ele está afirmando que, "sozinho", o homem é incapaz de realizar completamente esta essência. Ele percebe que é apenas existindo *"com alguém"* — e, para colocar de uma forma ainda mais completa e profunda, existindo *"para alguém"* [...] comunhão de pessoas significa viver em um "para" recíproco, em uma relação de doação e dádiva recíproca. E essa relação é precisamente o cumprimento da solidão original do "homem".²³

---

[21] João Paulo II. *Man and Woman*. TOB 14:4, 183.
[22] João Paulo II. *Man and Woman*. TOB 9:5; 10:2; e 12:3, 165, 167, 175.
[23] João Paulo II. *Man and Woman*. TOB 14:2, 182, ênfase original.

O canto de Adão revela isso. "Quando o homem 'macho', despertado de seu sono de Gênesis, diz: 'Esta, por sua vez, é carne da minha carne e osso dos meus ossos' (Gênesis 2:23), essas palavras de alguma forma expressam o início subjetivamente embelezador da existência do homem no mundo."[24] Ele continua dizendo que, por meio dessa proclamação, o homem estava transmitindo algo do tipo: "Olha! *Um corpo que expressa a 'pessoa*'! [...] Pode-se também dizer que este 'corpo' revela a 'alma vivente' que o homem se tornou quando Deus (Yahweh) soprou vida nele (ver Gênesis 2:7)."[25]

A humanidade moveu-se pelas profundezas da solidão original, onde não encontrava força correspondente para ajudá-lo a identificar sua própria pessoalidade. Ele emergiu então não só para compreender a si mesmo, mas para toda uma nova "dimensão de dádiva recíproca, cuja expressão — por isso mesmo a expressão de sua existência como pessoa — é o corpo humano em toda a verdade original de sua masculinidade e feminilidade. O corpo, que exprime a feminilidade 'para' a masculinidade e vice-versa; a masculinidade 'para' a feminilidade manifesta a reciprocidade e a comunhão das pessoas".[26] Imaginamos o amor divino como dádivas mútuas de uns para os outros por meio de nossa masculinidade e feminilidade. Dessa forma, nossos corpos estão ligados à maneira como participamos do mundo visível.[27] Através deles, nossa pessoalidade como homem ou mulher é manifestada.[28]

---

[24] João Paulo II. *Man and Woman.* TOB 14:3, 182.
[25] João Paulo II. *Man and Woman.* TOB 14:4, 183, grifo original.
[26] João Paulo II. *Man and Woman.* TOB 14:4, 183.
[27] João Paulo II. *Man and Woman.* TOB 12:3, 175.
[28] João Paulo II. *Man and Woman.* TOB 12:5, 176.

E, à medida que comunicamos a Palavra de Deus, irradiamos seu amor e o compartilhamos em comunhão uns com os outros.

Poder para expressar amor

Nossa existência sexual como homem e mulher manifesta o significado esponsal do corpo. Vemos isso no que acontece logo após a proclamação de Adão: eles estavam nus e não se envergonhavam (Gênesis 2:25). O nosso corpo, a nossa sexualidade, é uma dádiva dada por Deus que tem "o poder de exprimir o amor: precisamente aquele amor no qual a pessoa humana se torna dádiva e — através dessa dádiva — realiza o próprio sentido do seu ser e da sua existência [...]. O homem não pode 'encontrar-se plenamente, a não ser através de uma dádiva sincera de si mesmo' [*Gaudium et Spes*, 24:3]".[29] O papa João Paulo II continua: "O corpo humano, orientado a partir de dentro pela 'dádiva sincera' da pessoa [...] revela não apenas sua masculinidade ou feminilidade no nível físico; mas revela também tal valor e beleza que vai além do nível simplesmente físico da 'sexualidade'." Ele explica que, quando aceitamos essa dádiva, o valor da outra pessoa como algo único e irrepetível é afirmado. "A 'afirmação da pessoa' nada mais é do que o acolhimento da dádiva, que, pela reciprocidade, cria a comunhão das pessoas."[30] Isso é tanto uma expressão externa do corpo quanto uma intimidade e conhecimento interno.

No casamento, vemos o grande mistério do amor esponsal de Cristo por sua igreja. Escrevi sobre como nossas distinções sexuais como masculino e feminino representam essa ordem de

---

[29] João Paulo II. *Man and Woman*. TOB 15:1, 185–86.
[30] João Paulo II. *Man and Woman*. TOB 15:4, 188.

A sexualidade como dádiva

amor. Entretanto, nossa sexualidade como dádiva vai além do amor erótico de uma só carne que temos no casamento. Reconhecer os outros como dádiva orienta a forma como amamos e como exercemos nossas responsabilidades em nossos relacionamentos e comunidades como pessoas que recebem tal dádiva.

A negação da dignidade e pessoalidade das mulheres

Consideremos novamente a compreensão acerca do feminino como ontologicamente subordinada ao homem e a compreensão correspondente do homem como ontologicamente na posição de autoridade. Essa visão antibíblica, presente entre muitos no movimento bíblico de masculinidade e feminilidade, é uma rejeição do dom feminino e uma rejeição da pessoalidade das mulheres. Nossos corpos são teológicos. São sinais visíveis que nos dizem algo sobre o nosso Deus.

> Então Deus criou o homem
> à sua própria imagem;
> ele o criou à imagem de Deus;
> ele os criou macho e fêmea. (Gênesis 1:27)

Muitos professores do movimento BMW querem nos convencer de que a teologia que nossos corpos ensinam é que os homens têm autoridade sobre as mulheres. De alguma forma, para eles, isso é complementariedade, e isso é tido como a história do evangelho. Se você desafia tal entendimento, é uma feminista. A própria definição de "feminilidade madura" — em que a feminilidade da mulher é medida pela forma como ela afirma, recebe e nutre a força e liderança de homens dignos — não diz nada sobre a mulher ser uma dádiva. Em vez disso, retrata a mulher como parasita da autoridade masculina. É o outro lado da mesma moeda da forma como a cultura pornográfica vê as mulheres. Essa definição não lhe atribui qualquer dignidade enquanto pessoa. A ontologia de autoridade masculina e subordinação feminina do BMW rejeita a dádiva feminina. Onde há espaço para a liberdade dela nesse esquema? Como pode haver uma doação gratuita e sincera de si mesma quando não há um "eu"? Ou quando se é privada de qualquer agência própria? Onde está sua dignidade e singularidade enquanto pessoa? Você não estará pronto e disposto a receber algo de uma mulher até que a veja como uma dádiva.

Não há como aceitar o dom de uma mulher se ela é privada da capacidade de fornecer orientação direta ou pessoal. Nessa perspectiva, não há reciprocidade, dinamismo ou qualquer verdadeira comunhão de pessoas. Como disse Virginia Woolf, "Ao longo de todos esses séculos, as mulheres serviram como espelhos mágicos capazes unicamente de retratar a figura masculina como o dobro de seu tamanho natural".[31] Infelizmente, essa filosofia permeia grande parte do ensino em nossas igrejas. A feminilidade não é vista como uma dádiva, mas como uma ameaça que precisa ser gerenciada. O "papel" da mulher é inflar o homem, seguir suas decisões. Um pastor e autor do movimento BMW uma vez me disse que a mulher é auxiliar do homem. Tradução: ela deve segurar o espelho para o homem enquanto cuida para que suas necessidades domésticas sejam atendidas. Uma "mulher feminina" precisa anular o que é único em relação a ela como pessoa, e, portanto, não pode se doar livremente.

O BMW fala muito sobre a autoridade masculina e a submissão feminina. No entanto, o uso que fazem da palavra

---

[31] Virginia Wolf. *A Room of One's Own* (Nova York: Harvest, 1989) p. 35.

autoridade[32] nega a dádiva feminina. Sim, quando você recebe uma dádiva, isso o autoriza. O que confere autoridade ao homem não é sua ontologia, mas o fato de ele receber as dádivas da criação e da mulher. O que o homem está autorizado a fazer? Ele está autorizado a sacrificar seu próprio corpo para amá-la; a recebê-la — antes e acima de tudo como irmã. Sua autoridade não deve ser usada para dizer a ela o que fazer ou para dominá-la. Isso rouba sua dignidade. Esse é o tipo de relação proveniente da Queda. Podemos vê-lo na resposta de Adão a Deus: "A mulher que deste para estar comigo..." Que ingratidão! *O que você me deu, Deus? Meu presente está com defeito!*

O BMW ensina o oposto da primeira expressão de Adão em relação à mulher (Gênesis 2:23), que é repetida pelo noivo em Cantares: "Roubaste-me o coração, minha irmã, noiva minha. Roubaste-me o coração com um simples olhar, com um simples colar do teu pescoço" (4:9). Quando Adão viu a mulher pela primeira vez, viu a beleza escatológica do *telos* do homem e da mulher, a união do céu e da terra, a união de Cristo com sua noiva e a comunhão dos santos. Como Deus dá ao homem a mulher e a mulher ao homem, ambos estão autorizados a amar e promover a santidade do outro em seu objetivo de comunhão eterna com Deus e seu povo. E o homem, criado primeiro, está autorizado a ser o primeiro a amar, o primeiro a sacrificar, o primeiro a servir, o primeiro a dar poder a outras pessoas, não a exercer poder sobre elas. Vemos essa distorção da dádiva como os efeitos da Queda,

---

[32] Veja John Piper e Wayne Grudem. *50 Crucial Questions: An Overview of Central Concerns about Manhood and Womanhood.* (Wheaton: Crossway, 1992, 2016) q. 36., p. 56. Disponível em: https://document.desiringgod.org/50-crucial-questions-about-manhood-and-womanhood-en.pdf?ts=1471551126.

descritos em Gênesis 3:16. Mas a resposta da noiva em Cantares revela o desejo restaurado em Cristo, como vimos no Capítulo 4: "Eu sou do meu amado, e o desejo dele é por mim" (Cantares 7:10). Essa é a verdadeira liberdade de pertencimento. Essa é a história que contamos como homens e mulheres.

Alegria em receber a dádiva

Nosso corpo, todo o nosso ser como homens e mulheres, conta a história da grande alegria com que Cristo recebeu a dádiva de sua noiva, a igreja. Ele a está trazendo para o santo dos santos, tendo assumido a carne e penetrado por trás do véu, assegurando a comunhão com seu povo nupcial no espaço sagrado. Ele se deu como a dádiva suprema e nos ama até o fim.

Nosso corpo conta a história do poder de amar. O papa João Paulo II descreveu o amor em si como um poder — para compartilhar, pelo Espírito Santo, a alegria na verdade e no valor da criação e redenção de Deus.[33] Cristo, nossa verdadeira dádiva, regozija-se em sua noiva, e ela se alegra nele. Será que a igreja está cumprindo seu papel de tornar essa história visível para o mundo que a observa? Ou somos pegos em contradição ao, por um lado, defendermos a distinção entre os sexos, mas, por outro, rejeitarmos a dádiva feminina? A noiva significa o complemento eterno[34] do Filho e o grande amor do Pai pelo Filho no dom que lhe deu.

---

[33] João Paulo II. *Man and Woman.* TOB 15:1, 185–86.
[34] Estou pegando emprestada a descrição "complemento eterno" de Anna Anderson; correspondência pessoal. Vejo isso como outra forma de afirmar a doutrina do *totus Christus*, ou seja, o "Cristo total" — Cristo e sua igreja. Herman Bavinck descreveu: "O pleroma (plenitude) que habita em Cristo também deve habitar na igreja. É ser cheio de toda a plenitude de Deus (Efésios 3:19; Colossenses 2:2,10). É Deus, cuja plenitude enche a Cristo (Colossenses 1:19), e

A sexualidade como dádiva

A maneira como tratamos nossas mulheres revela nossa expectativa escatológica de alegria. A noiva é um presente; nossas irmãs são um presente. Como Cristo para sua irmã, sua noiva, as mulheres na igreja devem ser investidas de poder para experimentar a liberdade de pertencer; poder para usar, frutificar e retribuir o amor de Cristo; poder para ser uma força correspondente para seus irmãos. A igreja acolhe publicamente essa dádiva, ou suas mulheres são vistas como súditas para satisfazer a concupiscência de homens individuais, promover sua masculinidade e seguir suas ordens "amorosas"? Como é a nossa afirmação da dádiva da feminilidade?

Todo o desígnio de Deus para homens e mulheres é evangélico. Ou seja, somos participantes do *euangelion*, as boas novas. E Cristo diz à sua noiva: "Ó tu, que habitas nos jardins, os amigos querem ouvir-te; deixa-me ouvir tua voz também!" (Cantares 8:13). Rejeitar a dádiva feminina é, na verdade, uma rejeição da autoridade de Deus, o doador da dádiva. Dar é um ato de autoridade. E, no ato de doação de Deus, o receptor está autorizado a dar amor reciprocamente.

Qual a relevância dessa distinção entre "poder *para*" e "poder *sobre*"?

Quero me concentrar um pouco mais nessa distinção que fiz entre dar poder a outras pessoas e exercer poder sobre elas. Eu estava

---

é Cristo, cuja plenitude, por sua vez, enche a igreja (Efésios 1:23) [...] Assim como a igreja não existe à parte de Cristo, também Cristo não existe sem a igreja [...] Junto com ele pode ser chamado de um Cristo (1Coríntios 12:12)." Em Herman Bavinck, *Reformed Dogmatics*, vol. 3, Sin and Salvation in Christ, ed. John Bolt, trad. John Vriend. (Grand Rapids: Baker Academic, 2006) pp. 474.

ouvindo uma discussão fascinante sobre poder e confiança entre o psicólogo organizacional Adam Grant e a psicóloga clínica Esther Perel em um *podcast* secular chamado *Work Life with Adam Grant*.[35] Isso me fez pensar muito em todas as discussões sobre autoridade e submissão. Aqui está um trecho, com algumas edições, do que Esther Perel disse sobre o poder:

> Não há relacionamento que não tenha uma dimensão de poder. É intrínseco aos relacionamentos. Não é bom ou ruim, apenas é parte do tecido dos relacionamentos. Porque nos relacionamentos você tem expectativas, e com as expectativas vem um grau de dependência/confiança, e essa dependência é conferida às pessoas de quem você depende [...] há um [reconhecimento de] poder. Esse poder é neutralizado, tornando-se algo benevolente, que chamamos de "confiança", para que se torne poder *para*, em vez de poder *sobre*. Mas todos entendem que o poder não é apenas um eixo vertical que acompanha a autoridade. Quem já teve um filho de dois anos sabe disso [...]. Você pode ter um poder que vem de baixo para cima, o poder que constantemente desvia a energia, que tira a autoridade das pessoas em posição de autoridade. O poder é multifacetado.[36]

Ela continua dizendo que precisamos fazer perguntas sobre a dinâmica de poder em um relacionamento para de averiguar se ele é saudável: "Esse poder está ajudando a fazer o que precisa ser

---

[35] Adam Grant e Esther Perel. *Work Life with Adam Grant*, março de 2020. Disponível em: https://www.ted.com/talks/worklife_with_adam_grant_bonus_relationships_at_work_with_esther_perel?language=en&referrer=playlist-worklife_with_adam_grant_season_3.
[36] Adam Grant e Esther Perel. *Work Life with Adam Grant*.

feito no relacionamento? Ou esse é um tipo de poder que se torna opressivo ou abusivo, significando a quebra de confiança?"[37]

Isso me fez pensar no contexto da carta de Paulo aos efésios. Ele estava falando para uma sociedade patriarcal em que o *paterfamilias*, o proprietário que governava a casa, era aquele que possuía poder. Desenvolvendo seu argumento a partir do principal imperativo para esposas, filhos, escravos e maridos, isto é: "E não vos embriagueis com vinho, que leva à devassidão, mas enchei-vos do Espírito" (5:18), Paulo detalha quais seriam algumas das implicações práticas em nossos relacionamentos e na vida cristã desse "encher-se" do Espírito. Vou pular a maneira como falamos um com o outro e chegar à dinâmica específica que ele abordou ao nos submetermos um ao outro. Quero começar com aquele que tem poder na casa, a quem Paulo mais se dirigiu neste texto. E vou tratar apenas do relacionamento entre marido e mulher no texto. Paulo não orientou o marido a governar sua esposa, que era o modo de vida cultural da época (e a descrição do contexto pós-Queda), mas disse algo bastante radical — *ame-a*.

Além disso, o que ele descreve nesses versículos é um amor que dá poder *para*. É um amor que sacrifica os próprios direitos do marido, seu próprio prestígio, seu próprio corpo, para elevar e servir sua esposa. Paulo revela o grande mistério manifestado também em Cantares — o casamento é um símbolo do amor de Cristo por sua noiva, a igreja. Então, como na citação do papa João Paulo II apresentada anteriormente, "o símbolo do noivo é masculino".[38]

---

[37] Adam Grant e Esther Perel. *Work Life with Adam Grant*.
[38] João Paulo II. Mulieris Dignitatem, carta apostólica, 15 de agosto de 1988, §25. Disponível em: http://www.vatican.va/content/john-paul-ii/en/apost_letters/1988/documents /hf_jp-ii_apl_19880815_mulieris-dignitatem. html.

E, no entanto, os maridos não podem fazer tudo o que Cristo fez por sua noiva. Paulo até aludiu a isso em sua carta quando disse: "Maridos, cada um de vós ame a sua mulher, assim como Cristo amou a igreja e a si mesmo se entregou por ela, a fim de santificá-la, tendo-a purificado com o lavar da água, pela palavra, para apresentá-la a si mesmo como igreja gloriosa, sem mancha, nem ruga, nem qualquer coisa semelhante, mas santa e irrepreensível" (Efésios 5:25-27).

Se você é conhece Cantares, reconhecerá essa linguagem. Depois de elogiar sete partes do corpo da noiva em um *wasf* quando ela é apresentada a ele, usando a própria linguagem do espaço sagrado para descrevê-la, ouvimos o noivo cantar: "Tu és toda linda, amada minha! Em ti não há defeito algum" (Cantares 4:7). Nenhuma mancha. Nenhuma mancha ou ruga. Nossos maridos não precisam nos santificar, porque Cristo, nosso Noivo, já o fez. Todavia, como homens, como o Noivo no casamento, eles recebem o poder de representar esse tipo de amor. Como disse o papa João Paulo II, a ordem do amor deve começar com o homem. Essa é a submissão dele. E, quando ele olha para sua esposa, deve ver a glória do que está por vir, a beleza escatológica do esplendor que é nosso fim em perfeita comunhão com Cristo e uns com os outros. Ao dar à esposa poder *para* — poder para experimentar a liberdade de pertencer; poder para usar, frutificar e retribuir esse amor; poder para ser uma força correspondente —, ele está amando a si mesmo. Ela representa a glória escatológica de ambos, da qual temos um gostinho em Cantares.

Do ponto de vista prático, é exatamente assim que construímos confiança. A esposa saberá o que ela é no relacionamento — amada e valorizada, digna. A verdadeira submissão voluntária brota da confiança. Nós nos submetemos uns aos outros quando confiamos. Isso é o que queremos. Essa é a verdadeira intimidade. Nossa sexualidade é uma dádiva.

E, ainda assim, Paulo falou primeiro às esposas. Depois de chamar os cristãos a serem cheios do Espírito, submetendo-se uns aos outros, ele chamou as esposas a se submeterem a seus maridos. O fato de Paulo se dirigir à esposa em um código doméstico como esse era algo bastante radical. Na cultura greco-romana, normalmente, o *paterfamilias* era o único a ser mencionado, embora na realidade as esposas fossem as administradoras da casa.[39] Contudo, Paulo começa pelas mulheres. Acima de tudo, elas deveriam se submeter ao Senhor, o verdadeiro Noivo. Não negligenciemos isso. Porque, como observou Perel, o poder pode vir de baixo para cima. O poder é uma coisa complexa que tem uma interdependência de partes. Nem sempre é o que pensamos que é, ou mesmo como pensamos que o vemos. Perel explica como aprendeu mais sobre isso durante um caso clínico em uma dinâmica com uma pessoa deprimida. A pessoa deprimida parecia inepta e impotente, mas a verdadeira dinâmica era que a pessoa deprimida tinha todo o poder. "Através da sua impotência, pessoas nessas condições estavam na verdade a ativar a competência de todos os outros que as tentavam erguer, a quem acabavam por dizer 'não' a tudo o que lhes sugeriam, e, no final, os competentes sentiram-se tão derrotados e desanimados como os deprimidos. Isso é poder."[40]

---

[39] Ver Carolyn Osiek e Margaret Y MacDonald com Janet H. Tulloch. *A Woman's Place: House Churches in Early Christianity* (Minneapolis: Fortress, 2006) pp. 154–63. Além disso, esses autores discutem a mulher como *paterfamilias* quando ela é a chefe da família.
[40] Adam Grant e Esther Perel. *Work Life with Adam Grant.*

Esposa, isso significa abandonarmos a ideia de jogos de poder a fim de exercer poder *sobre* o marido, que é chamado a amá-la de forma vulnerável. Dê-lhe o poder de fazer isso em sua submissão a ele. Não o sabote. Então ele confiará em você e a estimará, se for um homem piedoso. (Se for um homem abusivo, isso não se aplica e vice-versa.)

Em vez de simplificar o poder, mantenha a complexidade. Veja sua beleza. Olhe para Cristo, que, conforme descrito nesses versículos por Paulo, deu à sua noiva, a igreja, poder *para* — para o maior objetivo de todos — experimentar a santidade e a liberdade de pertencer, amar e ser amada por Deus.

Como disse minha amiga Anna Anderson, que tem sido uma ótima parceira de conversa sobre tudo isso:

> A mulher como segunda representa a gloriosa segunda ordem. A meta da humanidade redimida é retratada nos profetas como domesticada e bucólica, festejando e reclinada. Somos reunidos e nutridos por Deus, como uma galinha ajunta seus pintinhos. É o regresso a casa depois da guerra, onde as espadas são transformadas em arados. No entanto, o que a mulher representa é descritivo, não prescritivo nesta vida. Débora vai para a guerra, mas, por ser um tipo de segunda ordem, isso não é normativo. Entretanto, ela não pecou ao fazê-lo.[41]

Em vez de reduzir a Palavra de Deus e dizer que a mulher é criada em segundo lugar por ser subordinada, precisamos olhar para toda a história redentora que Deus está contando aqui. A mulher foi criada a partir do próprio lado do homem

---

[41] Comunicação pessoal com Anna Anderson, 9 de março de 2020.

como sua glória, ou seja, quando Adão viu Eva, ele viu seu *telos* como a noiva de Cristo, a igreja fluindo do lado ferido de Cristo. Anderson acrescenta:

> A mulher representa a paz e a nutrição da cidade eterna. O homem, guardião e protetor do espaço sagrado, é a imagem de Cristo, que derrota todos os seus e nossos inimigos e toma sua noiva. E, no entanto, essas são categorias descritivas, não prescritivas. Rute protege e sustenta Noemi e toma seu marido, Boaz. Paulo é uma mãe carinhosa e Cristo é a mãe (uma figura de Javé no Antigo Testamento), desejando reunir seus filhotes. Não podemos absolutizar tais descrições como prescrições e proibições implícitas.[42]

Portanto, não temos de reduzir o ato de Maria Madalena a uma mera testemunha. O Senhor Jesus Cristo a autorizou a ser uma apóstola para os apóstolos, como ela é conhecida ao longo da história da igreja. Não subestimamos as mulheres que Paulo chamou de colegas de trabalho, ou as plantadoras de igrejas, as profetas ou aquelas que arriscaram o pescoço por ele. Como a imagem que vemos em Romanos 16, podemos ser gratos por homens e mulheres que serviram sob o fruto do ministério com vozes recíprocas e troca dinâmica. Nem todas as contribuições na igreja devem ser vistas sob o prisma das hierarquias. Quando lemos sobre os discípulos na Bíblia, estamos apenas conversando com os homens?[43] E como os homens na igreja podem crescer

---

[42] Comunicação pessoal com Anna Anderson.
[43] Esta pergunta foi colocada diante de mim como uma mulher escrevendo sobre discipulado.

na compreensão teleológica[44] de sua humanidade, como parte da noiva coletiva de Cristo, se eles não podem aprender ou ser influenciados por mulheres? Os homens exercem e manifestam a dádiva de sua existência sexual distinta não através do microgerenciamento, mas por meio do amor. Eles devem usar seu poder de amar, e os homens não são os únicos com poder. Talvez seja por isso que alguns se sentem ameaçados quando as mulheres exercem orientação direta ou pessoal sobre um homem. Eles são incapazes de receber isso. Por quê?

Cante comigo

Compreendendo nossa ontologia, incluindo nossa unidade hilomórfica metafísica corpo-alma, como dádiva, nós podemos começar a compreender nossa sexualidade. Antes do início dos tempos, uma aliança intratrinitária[45] de redenção foi feita entre as pessoas da divindade, por meio da qual Deus, o Pai, prometeu dar uma noiva ao Filho, o Filho prometeu garantir a redenção de sua noiva e o Espírito Santo prometeu aplicar seu trabalho a seu povo. A noiva é uma dádiva dada na eternidade. Isso não é arbitrário ou baseado em quaisquer méritos da noiva, mas uma eleição baseada no amor de Deus (Efésios 2:4-5). O Deus trino nos ama. Deixe isso penetrar em seu coração. Ele nos chama para a comunhão eterna consigo mesmo.

---

[44] Significando como seu *design* como homens está relacionado ao seu fim ou esperança final.
[45] Uma aliança eterna feita entre as três pessoas do Pai, Filho e Espírito Santo. Isso não significa três vontades distintas na Trindade, mas aplicações pessoais distintas e atos da única vontade divina. Veja Scott R. Swain "Covenant of Redemption", em *Christian Dogmatics: Reformed Theology for the Church Catholic.* Ed. Michael Allen e Scott R. Swain. (Grand Rapids: Baker Academic, 2016).

A sexualidade como dádiva

A noiva coletiva de Cristo conhece algo do amor expansivo e transbordante do Deus trino, pois fomos criados para participar pactualmente no amor do Pai pelo Filho, por meio do Espírito Santo. Este é o nosso fim. Jesus aludiu a isso na oração sacerdotal quando disse: "Pai, meu desejo é que aqueles que me deste estejam comigo onde eu estiver, para que vejam a minha glória, a qual me deste, pois me amaste antes da fundação do mundo" (João 17:24). Jesus estava se referindo à aliança da redenção aqui.[46]

Precisamos desesperadamente de redenção em Jesus Cristo, já que os efeitos da Queda desviaram nosso coração de Deus, com cada parte da união psicossomática[47] de nosso corpo e alma totalmente arruinada pelo pecado. Além disso, o pecado nos desumaniza. Como explicou Kelly Kapic, a essência da imagem de Deus está em amar o Filho encarnado como o Pai ama.[48] Isso é vida! E os efeitos do pecado original nos deixaram revestidos de morte. A pior parte dessa morte é uma morte para o amor a Deus. "Mas Deus, que é rico em misericórdia, pelo imenso amor com que nos amou, estando nós ainda mortos em nossos pecados, deu-nos vida juntamente com Cristo (pela graça sois salvos)" (Efésios 2:4-5). Por causa do juramento da aliança do Pai com o Filho por meio de seu Espírito, vemos que, "em Jesus, Deus atualiza seu chamado para que entremos em comunhão com ele por meio do Filho e do Espírito".[49] Em sua encarnação, Jesus não subtraiu nenhuma parte de sua divindade, mas se humilhou ao

---

[46] Veja também Salmos 110; Romanos 8:34; Hebreus 7:25; 9:24; 1João 2:1.
[47] Mente e corpo.
[48] Ver Kelly Kapic. "Anthropology", em *Christian Dogmatics: Reformed Theology for the Church Catholic*. Ed. Michael Allen e Scott R. Swain. (Grand Rapids: Baker Academic, 2016). pp. 166–167.
[49] Ver Kelly Kapic. "Anthropology", p. 167.

se revestir adicionalmente de uma natureza humana para poder cumprir os termos da aliança da redenção. Entretanto, nossa redenção não é apenas o cumprimento de uma lista de tarefas; é uma manifestação de seu amor ao receber a dádiva de sua noiva. Jesus ainda é totalmente Deus e totalmente homem. Nisso, Jesus pode "compadecer-se de nossas fraquezas", pois ele foi "tentado em todas as coisas, porém sem pecado" (Hebreus 4:15).

Como vivemos entre o "já" de nossa redenção e o "ainda não" de nossa glorificação de sua consumação, ainda sentimos o peso do pecado e da vergonha. Falhamos em nos ver como Cristo nos vê. Precisamos lutar para deixar de lado nosso pecado e perseverar na corrida, como nos exorta o escritor de Hebreus. E fazemos isso fixando "os olhos em Jesus, o Autor e Consumador da nossa fé, o qual, por causa da alegria que lhe estava proposta, suportou a cruz, não fazendo caso da vergonha que sofreu, e está assentado à direita do trono de Deus" (12:2). Jesus Cristo nos mostra como receber uma dádiva, *pela alegria que estava diante dele*. Nós o vemos como o primeiro a amar, o primeiro a sacrificar, o primeiro a dar poder.

Olhe para Cristo

Quando vemos Cristo, nosso presente supremo, recebendo sua noiva como um presente de amor com toda a história da aliança da redenção se desenrolando, temos uma maior compreensão dos "propósitos de Deus, bem como da realidade da atual existência humana — incluindo a dignidade e luta, universalidade e particularidade, a natureza relacional e identidade pessoal, tudo compreendido no âmbito do amor e da comunhão".[50] Nossa

---

[50] Ver Kelly Kapic. "Anthropology", p. 167.

realidade é contada na vida de Jesus Cristo. Timothy Tennent sugere que nosso corpo revela o profundo mistério dessa aliança de redenção feita na eternidade, aliança esta que é prefigurada na criação. "A criação do corpo por Deus é uma preparação física, representativa e antecipatória da grande obra de Deus na encarnação de Cristo e por meio dela [...]. Todos os nossos corpos criados apontam para a encarnação de Cristo e, por sua vez, seu corpo ressurreto aponta para nossa ressurreição física, corporal (não apenas espiritual) no fim dos tempos."[51] Mais do que isso: por causa dessa obra redentora, seu próprio Espírito habita nos corpos de sua noiva.

Aprendemos sobre nossa sexualidade primeiramente olhando para Jesus Cristo, e não para dentro de nós mesmos. É isso que Cantares faz, dando-nos uma imagem gloriosa de Jesus e, surpreendentemente, mostrando-nos como ele vê seu povo/noiva. Robert Jenson nos lembra de que "Cantares, depois de passar pela alegoria teológica, fornece o principal recurso bíblico para uma compreensão cristã da sexualidade humana, o *significado vivido* de 'homem e mulher os criou'".[52]

Cantares não nos ensina sobre sexualidade de uma forma didática, mas evita os colapsos dualistas que adoramos criar a partir de todas as maneiras pelas quais homens e mulheres são diferentes. Não encontramos os argumentos da lei natural[53] em

---

[51] Timothy C. Tennent. *For the Body: Recovering a Theology of Gender, Sexuality, and the Human Body* (Grand Rapids: Zondervan Reflective, 2020) p. 25.
[52] Robert W. Jenson. *Song of Songs*. (Louisville: Westminster John Knox, 2005) p. 14, ênfase original.
[53] Ver Alastair Robert. "Can Arguments against Gay Marriage Be Persuasive?", *The Calvinist International*, 15 de março de 2013. Disponível em: https://calvininternational.com/2013/03/15/can-arguments-against-gay-marriage-be-persuasivo/;

Cantares (que muitas vezes falham em lidar com a forma como a Queda os distorceu). Não encontramos funções ou hierarquias atribuídas. Temos dignidade, erotismo e liberdade contados em uma grande história de amor conjugal. Cantares não pretende achatar os sexos em definições unidimensionais. Destina-se, antes, a nos provocar em nossa sexualidade para ver e desejar o amor verdadeiro. Ele nos provoca em nossa própria sexualidade a não nos contentarmos com nada menos do que o amor que nosso corpo foi criado para cantar, alertando-nos para não despertar o amor até que esteja pronto (Cantares 2:7; 3:5; 8:4). Deixe que Cristo desperte esse amor. Assim, poderemos finalmente amar a Deus e ao nosso próximo como deveríamos.

De forma apropriada, a noiva começa com "Beije-me ele com os beijos da sua boca" (Cantares 1:2). Isso não nos chama a atenção desde o início? Ela reconhece *a* dádiva. Ela precisa da dádiva. Precisamos do beijo de Cristo. Não é um pouco estranho que ela acrescente "da sua boca"? De que outra forma nos beijamos? Qual o sentido de adicionar o óbvio? Quem fala assim? Uma interpretação, por Honório de Autun, explica:

> Por **beijo**, então, entendemos a paz, e por **boca**, a Palavra do Pai, isto é, do Filho. Deus beijou a noiva como se fosse pela boca de outra pessoa, quando anteriormente "de muitas e várias maneiras" ele falou "a nossos pais pelos profetas"

Patrick Shreiner. "Man and Woman: Toward an Ontology", CBMW.org, 20 de novembro de 2020. Disponível em: https://cbmw.org/2020/11/20/man-and-woman-toward-an-ontology/; Steven Wedgeworth. "Male-Only Ordination Is Natural: Why the Church Is a Model of Reality", *The Calvinist International*, 16 de janeiro de 2019. Disponível em: https://calvinistinternational.com/2019/01/16/male-only-ordination-is-natural-why-the-church-is-a-model-of-reality/.

(Hebreus 1:1). Ele a beijou, por assim dizer, com sua própria boca quando "nestes últimos dias lhes falou pelo Filho" (Hebreus 1:2), dizendo "Paz seja convosco" (João 20:19). Pois isso significa: "Você conhecerá a paz e a graça que perdeu no paraíso pela ação do diabo, agora restaurada a você pela ação de meu Filho."[54]

Que presente é o beijo do verdadeiro Noivo! Precisamos de seu beijo para ver e amar corretamente. Mas perceba que a palavra está no plural; ela diz "beijos". Beijos são assim, certo? Eles falam uma língua própria e, portanto, se multiplicam. Recebemos o beijo da paz, mas ainda precisamos dos beijos da presença reconfortante de Cristo agora, enquanto passamos por inseguranças, provações e sofrimento. Em última análise, ansiamos por aquele beijo de consumação, quando a oração de Jesus ao Pai for totalmente respondida e estivermos onde ele está, vendo-o em sua glória.

Reconheça-se na história

Você está cantando com a noiva? Você está desejando os beijos de sua boca? Ou você é mais como as jovens do Cântico que parecem zombar dela com suas perguntas? Como a noiva, você talvez veja a realidade de quem é sem Cristo. Não tendo cuidado de sua própria vinha, você está perdido.

Você trabalhou para nada. Não foi muito amado por aqueles em quem confia. Mas você conhece os beijos de sua boca e é

---

[54] Honório de Autun. Em *The Song of Songs: Interpreted by Early Christian and Medieval* Commentators. Trad. e ed. Richard A. Norris Jr., The Church's Bible, paperback ed. (Grand Rapids: Eerdmans, 2019) pp. 23, original em negrito.

implacável em buscar sua presença. Então você vai de cantar sobre ele para cantar diretamente para ele. O primeiro beijo dele chamou você, dando-lhe acesso. "Dize-me tu, a quem meu coração ama: Onde apascentas teu rebanho e onde o fazes descansar ao meio-dia, para que eu não ande entre os rebanhos de teus companheiros como uma mulher coberta com véu?" (Cantares 1:7). E ele responde: "Se não o sabes tu, a mais bela entre as mulheres, segue o caminho das ovelhas e cuida dos teus cabritos junto às tendas dos pastores" (Cantares 1:8).

Você não sabe? Agostinho fez essa pergunta, dizendo: "*Reconheça-se* pelo que você é".[55] A mais bela das mulheres, a mais justa. Seja homem ou mulher, se você está em Cristo, é de certo modo a mais bela das mulheres. Se você não consegue entender isso, vá a Deus em oração. Se você acredita intelectualmente, mas não sente isso em seu coração, vá a Deus em oração. Se não sabe por que se sente insensível a ele hoje, vá a Deus em oração. Ele diz: "Pomba minha, que andas pelas fendas da rocha, nos esconderijos, nas encostas dos montes, mostra-me o teu rosto, deixa-me ouvir a tua voz; pois a tua voz é doce, e o teu rosto é lindo" (Cantares 2:14). Você precisa dos beijos de sua boca. E você precisa estar com seu rebanho, seu povo, a igreja. Podemos ir diretamente a Deus, orando: "Este é o corpo e a alma que tu me destes para conhecê-lo. Fui criado com um desejo que só pode ser satisfeito em ti. Fui feito para adorar publicamente e expressar testemunho de sua glória. Ajude-me a conhecer isso de forma profunda". E então siga o rebanho. Permaneça com seu povo. Na providência de Deus, nossos corpos são símbolos da

---

[55] Agostinho em Norris. *Song*, p. 50, ênfase original.

aliança redentora que contam a história do propósito para o qual fomos criados: a comunhão com o Deus trino. Essa é a mais bela das mulheres: sua igreja.

Reconheça o dom do *eros*

Quando acrescentei a palavra *erotismo* anteriormente, dizendo que temos dignidade, erotismo e liberdade contados em uma grande história de amor conjugal, você provavelmente teve algum tipo de reação. É normal reagir de alguma forma a essa palavra. Cantares é um livro erótico. É por isso que alguns argumentam que é apenas uma alegoria, e não um texto sobre relações sexuais reais. Por outro lado, outros dizem que esse livro é sobre sexo e casamento e não pode ser sobre Deus.

Existem linhas sexualmente provocativas ao longo de Cantares. Nelas, vemos a exuberância das cenas do jardim destacando a "exuberância da exclusividade sexual".[56] Os animais parecem metaforicamente participar da significativa e erótica intimidade entre esses amantes. A natureza, a vida selvagem e até nós, como leitores, sentimos o calor. Mas há uma linha que eu teria perdido se não tivesse lido sobre sua referência em alguns comentários. O noivo diz: "Eu te comparo, ó minha amada, a uma égua das carruagens do faraó" (1:9). O problema é que as éguas não eram usadas nas carruagens egípcias. Porém, uma tática foi observada em que o general adversário soltava uma égua no cio enquanto as carruagens puxadas por garanhões do faraó atacavam. Robert Jenson vê este símile como dando-nos uma

---

[56] Ellen F. Davis. *Proverbs, Ecclesiastes, and the Song of Songs* (Louisville: Westminster John Knox, 2000) p. 235.

imagem muito boa de que tipo de efeito a mulher teve no noivo: "Ele deu uma olhada e foi atrás"![57] Por que Deus usaria tal aspecto erótico ao longo de Cantares como análogo ao seu amor por nós? Deus está usando algo que conhecemos, como o amor erótico, para mostrar o poder de seu amor? Jenson diz que isso não seria a forma mais apropriada de entender a questão: "As relações entre os amantes humanos são reconhecíveis em seu verdadeiro erotismo apenas observando sua analogia com um erotismo que é somente de Deus."[58]

Ele compara isso a como sabemos alguma coisa sobre justiça hoje — a única forma de conhecermos algo a esse respeito é olhando para Cristo, não para nossas próprias tentativas débeis de justiça. Nossas tentativas agora são apenas uma antecipação do que está por vir.

Peter Leithart explica da seguinte forma:

> Sexo é alegoria e, como alegoria, é metafísica, teologia e cosmologia. Para os cristãos, a diferença e união sexual é uma representação de Cristo e da igreja: como poderia um poema erótico (e na Bíblia!) ser outra coisa senão alegoria? Com Cantares, reaprendemos que a metáfora poética não acrescenta sentido ao que é em si mera química e física. A poesia erótica também não é um disfarce eufemístico para o embaraço vitoriano. A poesia elucida a verdade humana da sexualidade humana e parece ser a única capaz de fazê-lo. Somente como alegoria Cantares

---

[57] JENSON. *Song of Songs*, p. 26.
[58] JENSON. *Song of Songs*, p. 14.

tem algo a nos ensinar sobre sexo. Somente como alegoria pode desempenhar seu papel central na cura de nossa imaginação sexual.[59]

Há muito que podemos aprender nessa citação. Tanto que me sinto culpada de simplificar demais a fim de ser prática aqui — mas acho importante fazê-lo. Nosso amor erótico deve estar dentro dos limites da aliança. É por isso que defendemos o sexo dentro do casamento entre um homem e uma mulher. Estamos apontando, antecipando uma aliança de amor mútuo entre o Criador e suas criaturas. Essa é a distinção final. Nossa própria diferenciação sexual no casamento conta essa história. Como diz Tennent: "A igreja não pode se casar com a igreja; nem pode Cristo casar-se consigo mesmo".[60] Ele nos adverte que o adultério, a fornicação e o casamento homossexual desfiguram essa verdade teológica mais profunda do "sinal exclusivo e unitivo de nossa união com Cristo como o povo de Deus".[61]

Na maioria das vezes, entendemos o amor erótico de forma equivocada. Sua expressão é totalmente autodoação. Cristo se entregou por sua noiva; ele a ama até o fim (João 13:1). O retrato do mundo erótico é antierótico; é consumo egoísta e luxúria. É cheio de vergonha. O homem e a mulher de Cantares se entregam mutuamente e são um deleite um para o outro. A canção inteira é poesia de deleite na presença um do outro e saudade quando separados. Suas páginas estão pingando de linguagem antecipatória

---

[59] Peter Leithart. "The Poetry of Sex", *First Things*, 13 de janeiro de 2012. Disponível em: https://www.firstthings.com/web-exclusives/2012/01/the-poetry-of-sex.
[60] Timothy C. Tennent. *For the Bod*, p. 52.
[61] Timothy C. Tennent. *For the Bod*, p. 53.

como a da égua entre as carruagens do Faraó, "até que raia o dia e fogem as sombras" (2:17; 4:6).

E essa linguagem antecipada também é para solteiros, assim como o *eros* que o acompanha. Os solteiros contam a história da noiva virgem, esperando o dia chegar. Esperando que as sombras fujam. Esperando que o verdadeiro *eros* seja consumado. E os solteiros, como Paulo disse, têm uma oportunidade para uma devoção mais sincera ao Noivo (1Coríntios 7:32-35).

Reconheça os outros como dádiva

"Isto é o meu corpo dado em favor de vós" (Lucas 22:19). Todos reconhecemos essas palavras de Jesus. Nós as ouvimos toda vez que comungamos como o corpo de Cristo. Essa é a dádiva final. Tennent usa tal linguagem eucarística, apontando como esse "amor sacrificial e abnegado" completo que Jesus viveu é o que "o casamento foi projetado para refletir e expressar". Mas esse amor não é retratado apenas no casamento. A igreja como noiva deve corporativamente "modelar essa postura sacrificial e de doação para o mundo, enquanto servimos os pobres e anunciamos as boas novas de Jesus Cristo aos perdidos. A igreja é o macrocosmo; o casamento é o microcosmo".[62] Tennent faz uma observação profunda aqui e a desenvolve em termos do serviço de doar-se aos necessitados e perdidos. Isso é o que éramos quando Cristo se entregou por nós. Seu exemplo nos ajuda a ver nossos próximos como dádivas — pessoas com dignidade, não projetos.

Entretanto, para chegar até aqui, precisamos ser capazes de ver uns aos outros na igreja como dádivas — irmãos e irmãs.

---

[62] Timothy C. Tennent. *For the Bod*, p. 57.

A sexualidade como dádiva

Precisamos da comunhão de pessoas. Voltemos à linguagem de autorrevelação do papa João Paulo II por meio do dom sincero do eu. Deus nos deu o dom uns dos outros para a comunhão dos santos. Como acolhemos nossos irmãos e irmãs? Estamos nos entregando como dádivas? E como fazemos isso? Prudence Allen usa as categorias vocacionais do papa João Paulo II para explicar como somos sinais um para o outro: "O casal casado é um sinal vivo do corpo da aliança do amor eterno; o sacerdote é sinal vivo do amor do Esposo por sua esposa; e a pessoa consagrada é um sinal vivo da resposta da noiva ao Esposo eterno." Dessa forma, somos todos dádivas, diferenciados por gênero e chamado vocacional, com igual dignidade e valor. "O doar-se aos outros e receber o amor dos outros ocorre de múltiplas e diversas maneiras por meio de amizades puras e relacionamentos amorosos em famílias e bairros, em comunidades de colaboração, em comunidades religiosas, em paróquias, em equipes de trabalho, em organizações e onde quer que pessoas de fé e boa vontade sejam reunidas para um propósito bom e comum."[63] Eu gostaria de trocar alguns dos termos católicos romanos por protestantes, mas entendemos a essência de tudo isso. Você vê como essa postura mostra gratidão pelas dádivas que Deus nos concedeu em nossos irmãos e irmãs em comunhão? Você vê a postura do amor e como isso seria gerador e dinâmico? Você vê Cristo, nosso Noivo, em toda essa imagem?

Você vê como isso é diferente de como comecei este capítulo? Homens e mulheres são recebidos como dádivas. Não há nada que tenhamos de vestir, pois nossos corpos são sinais que apontam para algo muito maior do que os estereótipos culturais e o poder sobre

---

[63] Prudence Allen. *Concept of Woman*, 3:481-82.

os outros. Nossa sexualidade é suficiente por seus próprios méritos. E, no entanto, nosso sexo fala do amor do Noivo por sua amada. O resultado de tudo isso é que nossas afeições são orientadas adequadamente. Há gratidão em todos os lugares. O amor exclusivo e unitivo de Cristo transbordará da igreja para nossas casas e para as ruas. Isso nos levará a ver Cristo através dos olhos dos outros. Isso nos dará apreço pela diferenciação, pois glorifica a criatividade de nosso Criador. Estávamos envoltos em escuridão e ele irrompeu com sua luz. Cada vez que comungamos, as palavras de Jesus devem ecoar para sacudir nossos próprios ossos e corações: "Isto é o meu corpo, que é dado em favor de vós". Nós somos enviados ao mundo para fazer o mesmo, pois pertencemos a ele.

QUESTÕES PARA DISCUSSÃO

1. Como a visão ensinada pelo Conselho sobre Masculinidade e Feminilidade Bíblica de que devemos ser homens masculinos e mulheres femininas, agindo de certa maneira para manter um comportamento exclusivamente feminino ou masculino, contradiz o ensino de nossa sexualidade como dádiva? O que isso ensina sobre nossa união metafísica de corpo e alma?

2. Tendo em mente nosso objetivo eterno e o significado típico-simbólico[1] de nossos sexos, como defender os quatro princípios demonstráveis de Prudence Allen entre homens e mulheres — igualdade em dignidade, diferença significativa, relação sinérgica e fruição intergeracional — mudaria a maneira de ver, relacionar-se e investir uns nos outros como discípulos na igreja?

3. O que essa compreensão do outro como dádiva exige de nós em nossa postura e resposta diante de Deus e uns dos outros? Como explica melhor a dignidade e a pessoalidade não apenas entre os sexos, mas como pessoas individuais e únicas?

---

[1] A tipologia do homem e da mulher e o simbolismo e teologia que nosso corpo representa.

CAPÍTULO 6

Às vezes o último homem de pé é uma mulher

> "Às vezes, pela graça e poder de Jesus, o último homem de pé é uma mulher."[1]

À medida que contemplava essas palavras que me foram enviadas como encorajamento, fiquei imaginando se a autora sabia o quão proféticas elas eram. Recentemente, nós duas havíamos sido assunto de um vídeo do YouTube que viralizou nas mídias sociais, intitulado "Combatendo o Feminismo com Batatas".[2] Nós éramos os dois exemplos de "feministas" na igreja que foram citados no vídeo. O vídeo foi lançado por uma editora cristã, estrelando uma de suas autoras populares, em sua cozinha extravagante, descascando batatas para uma grande reunião em sua casa. A sala de jantar possui pelo menos três mesas decoradas com pessoas já reunidas — incluindo seu pai, o fundador da editora. Na produção de menos de três minutos, Rachel Jankovic fala sobre "invadir o feminismo na igreja" e como pessoas como nós duas estão conduzindo discussões sobre se a Bíblia realmente exige que as mulheres amem seus lares. Em vez de encorajar as mulheres a se encontrarem para conversas intelectuais sobre a Bíblia, escrevendo nas margens enquanto fazem estudos da Palavra, ela diz que as mulheres devem amar tanto a Bíblia a ponto de permanecermos obedientemente em casa, fazendo anotações nas margens de nossos livros de receitas culinárias. Ah, e, a propósito, ela faz um péssimo trabalho descascando batatas enquanto tenta defender seu argumento. O vídeo termina com Jankovic dizendo:

---

[1] Beth Moore. Correspondência pessoal.
[2] Rachel Jankovic. "Fighting Feminism with Potatoes", Canon Press, 3 de fevereiro de 2020, YouTube. Disponível em: https://www.youtube.com/watch?v=5GdLDhXAVwI.

"Esse é o tipo de argumento que as feministas nunca podem refutar, pois simplesmente não suportam o calor da cozinha."

Bem, eu amo minha casa, mesmo que minha pia da cozinha não seja grande o suficiente para ter duas torneiras lindas e separadas como a de Jankovic. Eu realmente não sabia como reagir a tal vídeo, já que a coisa toda era uma combinação de deturpação do que temos escrito, xingamentos com a palavra com "f" (*feminista*) e uma falsa dicotomia. Podemos amar nosso lar *e* estudar a Palavra de Deus. (E, no entanto, tenho certeza de que Jesus enfatizou sentar-se a seus pés como um discípulo enquanto descascava batatas; veja Lucas 10:41-42). Havia uma parte de mim — provavelmente não a parte mais cristã — que queria responder à provocação com um vídeo de paródia: eu, vestida de Peg Bundy de *Married with Children*, descascando minhas batatas com uma faca (do jeito certo) e um cigarro pendurado na boca. Mas um anjo em meu ombro me lembrou que eu tinha coisas melhores para fazer com meu tempo.

De qualquer forma, conversando com Beth Moore, a outra mulher apontada como feminista invasora no vídeo, concordamos que coisas muito piores já foram ditas sobre nós. Felizmente, temos senso de humor ao reagir a um vídeo como aquele. Falando da minha experiência pessoal, fui caluniada, assediada e perseguida por homens e mulheres na igreja. Líderes eclesiásticos foram às redes sociais me chamando de todos os tipos de nomes, como "máquina de indignação feminista" e "Jezabel", e dizendo coisas como "se seu marido realmente te amasse, ele faria você calar a boca". Muitos deles ligaram para igrejas e instituições onde eu iria palestrar, a fim de alertá-los de que sou "perigosa" e que eles precisavam proteger suas famílias e igrejas. Alguns publicaram o endereço do site da minha igreja no Facebook, dizendo às pessoas que precisavam ligar para meu pastor e presbíteros, exigindo que eu fosse disciplinada. A lista poderia continuar. Diante de tudo isso, aquele vídeo, bem, parecia bastante ridículo. Tivemos de suportar coisa muito pior — e o mais triste de tudo: vindo da igreja. Tudo isso é terrivelmente errado. Mas Beth então enviou aquela citação de encorajamento que inspirou o título deste capítulo.

Eu imediatamente pensei em Cantares, é claro. O último homem em pé *é* uma mulher! Coletivamente. O final de Cantares nos dá esperança na espera. Imediatamente após aqueles versos acalorados sobre a chama ardente de Yahweh em relação ao amor de Deus, a cena muda para espelhar a seção inicial do livro.[3] Os irmãos estão preocupados sobre o que fazer com sua irmã (8:8-9). Os homens estão conversando sobre que tipo de mulher é sua irmã e como lidar com seu destino conjugal. Entretanto, a mulher os interrompe, proclamando: "Eu sou um muro, e os meus seios são como as suas torres. Por isso, aos olhos dele sou como aquela que acha paz" (8:10). Já analisamos esse versículo. É um verso muito impressionante. Quase podemos vê-la parada ali. Ela é uma fortaleza que encontra a paz nos olhos do seu Esposo. E então ela zomba de Salomão em suas seguintes palavras: "Salomão possuía uma vinha em Baal-Hamom. Ele a entregou a arrendatários e cada um devia trazer-lhe mil peças de prata pelos frutos da vinha. A minha própria vinha está ao meu dispor; tu, ó Salomão, terás as mil peças de prata, e os que guardam os seus frutos terão duzentas" (8:11-12).

---

[3] Para um argumento fascinante sobre a estruturação quiástica do Cântico, veja David A. Dorsey. "Literary Structuring in the Song of Songs", JSOT 46 (1990): 81–86.

Como diz Ellen Davis, Salomão é ridicularizado como "o pobre homem rico, cuja prata e cujo ouro são apenas uma folha para mostrar a riqueza superior do amor". Suas muitas esposas frustram o "valor único de uma".[4] A mulher se declarou como uma cidade que faz a paz. Ela é Sião, irmã, noiva, filha e mãe dos vivos. A partir daí, não ouvimos mais ninguém em Cantares, exceto a noiva e seu noivo. Ela é a última mulher em pé. A noiva vê o que é real, e isso transforma tudo. E, novamente, não quero apenas ponderar o que *significam* esses versos finais de Cantares; quero perguntar: o que eles *fazem*? Como isso ajuda a igreja a entender nosso pertencimento a Cristo, e até mesmo que todas nós somos femininas no sentido de nos identificarmos com a noiva? O último "homem" de pé quando Cristo voltar será sua noiva coletiva. Como, então, esse pertencimento nos inspira, como a noiva, como uma cidade santa fortificada, a dar e receber livremente com aqueles que vêm beijar o Filho? Mantenha esse pensamento em mente.

Se ao menos tudo não passasse de um pesadelo...

Tenho certeza de que você já disse isso antes. Acho que não estamos totalmente prontos para responder às perguntas feita anteriormente até passarmos pelo que a noiva passou para chegar lá. Existem duas "cenas noturnas" em Cantares que podem ser um pouco confusas e até perturbadoras. Alguns comentaristas dizem que são contadas como pesadelos. Particularmente, estou feliz por estarem no Cântico de todas as canções, o Cântico que nos foi dado durante

---

[4] Ellen F. Davis. *Proverbs, Ecclesiastes, and the Song of Songs* (Louisville: Westminster John Knox, 2000) p. 301.

a noite. Anteriormente, disse que, em minhas próprias provações, encontrei profundo conforto em Cantares. Essas cenas noturnas não apenas contam a história de Israel e da igreja, mas também de nossas próprias maratonas espirituais individuais em crescimento na intimidade com Cristo e na santidade diante dele. Elas podem ser encontradas em Cantares 3:1-5 e 5:2-8. Ambas começam com a mulher em sua cama à noite. Ambas mostram uma busca urgente da noiva que, por fim, encontra seu amado. Ela corajosamente corre para a cidade em ambas as cenas noturnas, procurando por aquele que sua alma ama. A cidade é retratada como fria e insensível em contraste com as cenas de jardim e pastagem. Vigias ou guardas estão presentes em cada cena. Em uma cena, eles são indiferentes e negligentes; na outra, eles abusam dela. Sua vida está cheia de escuridão e preocupação até que ela encontre o amado.

A ausência do Noivo é escuridão.

Nós estivemos nessa situação, certo? Quando desejamos que uma situação fosse apenas um pesadelo, e as pessoas a quem procuramos por ajuda não estão agindo como deveriam. Qualquer que seja a provação, Deus parece distante. Nossa afeição por ele pode parecer monótona. Essa é a história da noiva também. Uma diferença entre as duas cenas é que a primeira começa com o desejo ardente da mulher por seu amado enquanto está sozinha na cama. É noite. Sua ausência é esmagadora. Ela deseja estar com ele. Então ela sai resoluta e ousadamente a procurá-lo. A segunda cena é diferente. Ela está dormindo e, no entanto, diz que seu "coração vigiava" (Cantares 5:2). Seu amado vem até ela, com as palavras mais ternas, "minha irmã, amada minha, minha pomba perfeita", pedindo-lhe que abra a porta. Ele está na porta enquanto ela está na cama; mas ela hesita. Você provavelmente já experimentou essas duas noites. Às vezes, ansiamos pela intimidade da presença de Deus e ele parece distante demais. Sejamos ousados como a noiva em procurá-lo. Ore fervorosamente. Vá para a sua Palavra. Permaneça com seu povo. Não fique para baixo. Levante-se! Outras vezes, ele está nos cutucando gentilmente; ele está à porta e nós hesitamos. Não se pode deixar de pensar nesta seção da cena noturna ao ler as palavras de Jesus em Apocalipse 3:20: "Estou à porta e bato; se alguém ouvir a minha voz e abrir a porta, entrarei em sua casa e cearei com ele e ele comigo".

Eu usei a palavra *eco* várias vezes enquanto falava sobre Cantares. Distinguir entre referências intertextuais diretas, alusões e ecos dentro do cânone da Escritura não é uma arte fácil. Se a referência for direta, veremos trechos citados do cânone. Uma alusão a um texto pode ter uma citação parcial ou usar algumas das mesmas palavras para fazer a conexão com outro texto no cânone reconhecível.

Os estudiosos discordam sobre se tais referências devem ser intencionais do escritor humano; mas elas são sempre intencionais por parte do autor divino. Os ecos podem usar uma mesma palavra-chave que traz um novo significado ao texto, ou possivelmente uma metáfora ou imagem repetida. Bryan Estelle resume a discussão: "Alguns sustentam que os ecos são menos explícitos do que as alusões, assim como as alusões são menos explícitas do que as citações, sejam sutis ou diretas".[5] Esses ecos aprimoram a maneira como entendemos um texto. Assim como as alusões, não anulam o significado histórico simples, mas o enriquecem.

Richard Hays fala de ecos como "uma forma metafórica de falar sobre um evento hermenêutico, uma fusão intertextual que

---

[5] Bryan D. Estelle. *Echoes of Exodus: Tracing a Biblical Motif* (Downers Grove: IVP Academic, 2018) p. 34.

gera um novo significado".⁶ Tentei não sobrecarregar este livro com as nuances da distinção entre todos esses termos, mas acho pertinente observar que eles desempenham um papel importante na exegese bíblica. Além disso, quero apontar como é imperativo para o leitor ter o que Hays chama de "biblioteca portátil" de todo o cânone para reconhecer esses tesouros.⁷ Em meu estudo de Cantares, estou continuamente encontrando novas surpresas em suas muitas alusões, ecos e referências intertextuais. É como uma caça ao tesouro. Acabei de pegar uma de Apocalipse 3:20 e quero destacar algumas dessas cenas noturnas que ministram a nós em nossos tempos de escuridão.

Procurando amor

Ellen Davis capta alguns ecos.⁸ Ela observa como a mulher descreve repetidamente o homem na cena da primeira noite como "aquele a quem meu coração ama" (Cantares 3:1-4; e também no início de Cantares 1:7). Ela até o descreve assim para os guardas, perguntando se eles viram aquele que ela ama (3:3). Essa é realmente uma descrição útil? Como eles saberiam de quem ela está falando? Mas os leitores devem extrair algumas referências do catálogo de fichas em sua biblioteca portátil. Por exemplo, Deuteronômio 6:5: "Amarás o Senhor, teu Deus, de todo o teu coração, com toda a tua alma e com todas as tuas forças". E o que Jesus confirmou como o maior mandamento: "Amarás o Senhor, teu Deus, de todo o coração, de toda a alma, de todo o entendimento

---

⁶ Richard B. Hays. *Echoes of Scripture in the Letters of Paul* (New Haven: Yale University Press, 1989) p. 23.
⁷ Richard B. Hays. *Echoes of Scripture in the Letters of Paul,* p. 29.
⁸ Veja Ellen F. Davis. *Proverbs, Ecclesiastes, and the Song of Songs,* p. 255-9.

e de todas as forças" (Marcos 12:30). Da mesma forma, na cena da segunda noite, vemos a noiva continuamente chamando seu noivo de "meu amor" (Cantares 5:2,4-6,8). Ela diz que está doente de amor (5: 8). Estamos nas cenas noturnas e, no entanto, as palavras da noiva estão saturadas com a linguagem deuteronômica da expressão mais intensa. É a coisa mais importante. Quem ela está procurando? Aquele a quem sua alma ama! Os ecos aqui nos mostram que não é outro senão o Senhor Deus!

Vemos esse tema de buscar a Deus, ou fugir dele e depois dos ídolos, em todo o Antigo Testamento. Davis aponta alguns desses versículos que ecoam na busca ansiosa da mulher:[9]

> Mas de lá buscareis o Senhor, vosso Deus, e o achareis, quando o buscardes de todo o coração e de toda a alma (Deuteronômio 4:29).

> Vós me buscareis e me encontrareis, quando me buscardes de todo o coração (Jeremias 29:13).

> Ela irá atrás de seus amantes, mas não os alcançará; procurará, mas não os achará; então dirá: Voltarei ao meu primeiro marido, porque eu estava melhor do que agora (Oseias 2:7).

> Fiz-me acessível aos que não perguntavam por mim; fui encontrado por aqueles que não me buscavam. Eu disse a uma nação que não clamava pelo meu nome: Estou aqui, estou aqui (Isaías 65:1).

Esses versículos, e outros mais, que são evocados pelas cenas noturnas de busca lembram a nós e aos leitores originais do

---

[9] Ellen F. Davis. *Proverbs, Ecclesiastes, and the Song of Songs*, pp. 255–256.

chamado para amar a Deus com toda a nossa alma e corpo e nos alertam para não irmos atrás de outros amantes. E as cenas noturnas nos mostram o fervor com que devemos procurá-lo. Temos essa adjuração repetida para "que não acordeis, nem provoqueis o amor, até que ele o queira" (Cantares 3:5) na primeira cena noturna. O que este versículo faz? Leva-nos a parar e perguntar o que estamos buscando. Nós ao menos entendemos o amor? Quando não sentimos a bondade e o amor de Deus, buscamos a coisa real a todo custo ou nos contentamos com alguma outra satisfação? Estamos perseguindo outros amantes? Ou somos mornos, como a igreja em Laodiceia, sem perceber que somos *infelizes, miseráveis, pobres, cegos e nus* (Apocalipse 3:17)?

A noiva ferida

Cantares dá corpo à metanarrativa das Escrituras, lembrando-nos da relação de aliança de Deus com Israel, incluindo a infidelidade do povo. Além disso, nos convida agora a ver Cristo como amado de sua noiva, a igreja, enquanto esperamos na tensão do *já* de seu noivado e *ainda não* de sua consumação. As cenas noturnas realmente destacam essa tensão. Encontramos um eco em um dos versos mais dolorosos do Cântico: "Encontraram-me os guardas quando faziam a ronda. Os guardas dos muros espancaram-me, feriram-me e arrancaram o meu manto" (5:7).

Isso ocorre logo após a cena do casamento, na qual vemos a satisfação arrebatadora e consumada do casal em fazer amor, e logo após o narrador, o próprio Yahweh, dar a bênção conjugal: "Comei, amigos, bebei o quanto puderdes, ó amados" (Cantares 5:1). Embora eu não considere Cantares uma peça linear, parece-me desconfortável que o fluxo do texto tenha retrocedido aqui com esta cena noturna. O contraste é muito forte. A noiva está apaixonada e abatida. Seu amado parece estar longe de ser encontrado. O noivo que acabava de elogiá-la, usando a própria linguagem do espaço sagrado para descrever seu corpo com prazer, e depois estava na porta chamando sua irmã e pomba, com as mãos pingando orvalho, parece ter virado o rosto para ela. Como isso pode estar no Cântico dos Cânticos?

Será que essa descrição também nos fornece esperança com sua alusão literária ao ecoar Isaías neste versículo? Será que esse trecho poderia estar querendo nos lembrar da história completa? "Pois o Senhor te chamou, como uma esposa abandonada e ferida de espírito, uma esposa da juventude quando ela é rejeitada", diz o seu Deus. "Por um breve momento te deixei, mas te trarei de volta com grande compaixão" (54:6,7). Isso é um consolo para nós hoje, pois somos lembrados da abundante compaixão de nosso Deus. Somos amados por Deus em Cristo. Estamos unidos ao Espírito. Precisamos dessa recalibração quando também somos dominados pela dor, pelo sofrimento ou pelo pecado. Clamamos por nosso Noivo. E lembramos que ele levou sobre si todas as nossas feridas e rejeições. Como o papa João Paulo II formosamente afirmou em seu *Mulieris Dignitatem*, "Cristo é o Esposo porque 'ele se deu': seu corpo foi 'doado', seu sangue foi 'derramado' (cf. Lucas 22:19-20). Assim 'amou-os até o fim' (João 13:1). A 'dádiva sincera' contida no sacrifício da cruz dá destaque definitivo ao significado esponsal do amor de Deus. Como o Redentor do mundo, Cristo é o Noivo da igreja".[10]

---

[10] João Paulo II. *Mulieris Dignitatem*, carta apostólica, 15 de agosto de 1988, §26. Disponível em: http://www.vatican.va/content/john-paul-ii/en/apost_letters/1988/documents/hf_jp-ii_apl_19880815_mulieris-dignitatem.html.

E sabemos onde encontrá-lo. Cantares nos lembra. Quando as filhas de Jerusalém perguntam à noiva para onde foi seu amor, ela sabe a resposta: "O meu amado desceu ao seu jardim, aos jardins de plantas perfumosas, para cuidar do rebanho e para colher os lírios. Eu sou do meu amado, e o meu amado é meu; ele cuida do rebanho entre os lírios." (6:2-3). Onde fica isso? Charles Spurgeon regozijou-se, dizendo: "Agora, onde está Jesus? O que são esses lírios? Esses lírios não representam os puros de coração, com quem Jesus habita? A esposa usou a imagem que seu Senhor colocou em sua boca. Ele disse: 'Como o lírio entre os espinhos, assim é o meu amor entre as filhas', e ela se apropria do símbolo para todos os santos."[11]

O Noivo está com seu povo o tempo todo. O Cântico não se estende apenas até o Éden; ela nos leva à nova cidade-jardim celestial. A noiva não fica abatida. Ela encontra seu Noivo e se apega a ele. Cristo está nos preparando. As coisas não são como parecem. Contemplar sua noiva é contemplar "a cidade santa, a nova Jerusalém, que descia do céu, da parte de Deus, enfeitada como uma noiva preparada para seu noivo" (Apocalipse 21:2).

Cenas noturnas como polêmicas

Eu poderia continuar falando sobre as cenas noturnas, mas vou apenas acrescentar mais um pensamento e deixar você fazer sua própria caça ao tesouro. Rosalind Clarke observa algo dolorosamente óbvio sobre esses episódios. O desejo custa mais à mulher

---

[11] Charles Haddon Spurgeon. "A Song among the Lilies (SS 2:16)", em *Charles Spurgeon on the Song of Solomon: 64 Sermons to Ignite a Passion for Jesus!* (Christian Classics Treasury. 2013, Kindle ed.) loc. 5110.

do que ao homem.[12] Ela fica vulnerável na cidade enquanto procura aquele a quem ama. Vemos isso naquele verso doloroso sobre o abuso dos guardas, que compartilhei anteriormente. Ambas as cenas noturnas têm a mesma frase: "Encontraram-me os guardas quando faziam a ronda pela cidade" (3:3; 5:7). Eles negligenciam seu pedido de ajuda na primeira cena. A noiva pergunta se eles viram aquele a quem sua alma ama, e não ouvimos uma resposta. Ela passa por eles e encontra seu amado sozinha. Porém, na segunda cena, eles a espancaram, feriram-na, tiraram-lhe o manto — "os guardas dos muros" (5:7). Temos a sensação de um sonho recorrente, a cena recapitulada com abuso agravado. Ela está exposta e vulnerável, confrontada com a violência da autoridade masculina. Isso realmente nos incomoda, porque seu amado não é prejudicado assim no Cântico. Ele nem sequer faz parte da cena. Clarke sugere que isso aumenta a adjuração às filhas de Jerusalém[13] — o desejo inclui o sofrimento por causa do amado. Calcule o custo.

Novamente, esse texto não apenas possui um *significado*, mas *faz* algo. Clarke sugere que a voz da noiva está falando por todos aqueles que foram oprimidos e abusados. A mulher compartilha sua experiência, trazendo a escuridão à luz. Ela não fica em silêncio. As jovens então perguntam o que torna seu amante melhor do que os outros (Cantares 5:9). Por que passar por isso? Como esse homem é diferente dos guardas ou de todos os outros abusadores patriarcais que as mulheres sofreram? Por que deveriam ajudá-la a procurar esse homem? A noiva responde com

---

[12] Ver Rosalind S. Clarke. "Canonical Interpretations of the Song of Songs" diss. de doutorado, University of Aberdeen, 2013, p. 217. Disponível em: https://eu03.alma.exlibrisgroup.com/view/delivery/44ABE_INST/12152788870005941.217.
[13] Rosalind S. Clarke. "Canonical Interpretations of the Song of Songs", p. 218.

um *wasf* que começa: "O meu amado é branco e rosado; ele é o primeiro entre dez mil." (5:10 ACF). John Owen destacou: "Ele é branco na glória de sua deidade e corado na preciosidade de sua humanidade [...]. Aquele que era branco tornou-se vermelho por nossa causa, derramando seu sangue como oblação pelo pecado. Isso também o torna gracioso: por sua brancura ele cumpriu a lei; pela sua vermelhidão satisfez a justiça."[14] (E aqui está outro tesouro — essa brancura é repetida na descrição de Cristo em Apocalipse 1:14.) O início da descrição da noiva aponta para aquele que sofreu por nós e é capaz de salvar.

Então, o que isso faz? Clarke elabora:

> Esta mulher fala, em certo sentido, por todas as mulheres que foram oprimidas e abusadas. No contexto das Escrituras,[15] isso inclui as mulheres que foram expulsas de suas casas e famílias como resultado do decreto de Esdras e as mulheres que foram excluídas da história de Israel em Crônicas. Negada qualquer voz ou identidade em outras partes das Escrituras, as mulheres que se identificam com essas experiências encontram uma representante nesta mulher [...]. Seu sofrimento pode representar o delas, bem como suas vozes silenciadas, não apenas em seu sofrimento, mas em seu desejo.[16]

---

[14] John Owen. *Communion with God*. 1657; repr., (Oxford: Benediction Classics, 2017) p. 49–50.

[15] A Bíblia Hebraica (*Tanakh*) classifica os livros pela Torá (Lei, Pentateuco), *Nevi'im* (Profetas) e *Ketuvim* (Escritos). Os Escritos compunham a poesia e a literatura sapiencial: Salmos, Provérbios e Jó; os Cinco Pergaminhos, ou Megillot: Cântico dos Cânticos, Rute, Lamentações, Eclesiastes e Ester (lidos na sinagoga nesta ordem nos feriados); e os livros de Daniel, Esdras e Neemias, e Crônicas.

[16] Rosalind S. Clarke. "Canonical Interpretations of the Song of Songs", p. 218.

A descrição da noiva expõe a escuridão e nos move para a verdadeira orientação do desejo — para aquele que sentiu nossa dor, assumiu nossa vergonha, derramou seu sangue e nos vestiu com sua justiça. O desejo lhe custou mais caro, pois foi pela alegria que lhe foi proposta que ele suportou a cruz (Hebreus 12:2). A descrição que a noiva faz de seu amado tem semelhanças com a descrição que ele fez dela quando se casaram (Cantares 4:1-7). Ela se vê nele. Ela calculou o custo e está dizendo às moças — e a nós — que ele vale a pena! Esse texto evangeliza, convidando-nos a participar desse tipo de desejo perigoso que nos leva à nossa grande recompensa.[17]

As cenas noturnas podem funcionar como uma polêmica contra o que aconteceu na história desde a Queda. O pecado trouxe o pior tipo de corrupção, demonstrado de forma muito pungente no abuso de mulheres. Se não amarmos o Senhor com nossa alma e nosso corpo, certamente não iremos amar sua noiva. Essa polêmica atinge o clímax na cena da segunda noite, mas se desenrola em todo o Cântico. Como Clarke coloca: "Sozinha nas ruas, explorada nos vinhedos de seu irmão ou ridicularizada pelas filhas de Jerusalém, ela tem sido vulnerável o tempo todo, mesmo para aqueles que deveriam tê-la protegido."[18] A noiva é vulnerável; mas ela persevera porque o Noivo a está preservando. Ao vivenciar as experiências da cena noturna e, por fim, sua superação, ela é transformada. Ela agora é radiante, um muro. Ela vê o verdadeiro amor, que é "forte como a morte" (8:6).

A noiva ecoa o rei Davi: "Espero no Senhor, minha alma o espera; em sua palavra eu espero. Espero pelo Senhor mais do

---

[17] Veja Rosalind S. Clarke. "Canonical Interpretations of the Song of Songs", p. 219.
[18] Rosalind S. Clarke. "Canonical Interpretations of the Song of Songs", p. 222.

que os guardas pelo amanhecer, sim, mais do que os guardas esperam pela manhã!" (Salmos 130:5-6). Em Cantares temos um vislumbre da consumação dessa esperança que é mantida pelo povo de Cristo "até que raia o dia e fogem as sombras" (2:17; 4:6).

Agarrando-se à esperança

Temos outro vislumbre da consumação dessa esperança em Apocalipse. Nicholas Batzig faz a afirmação ousada: "Afirmo que João usou todo o pano de fundo das imagens de amor/adoração de Cantares como um eco no Apocalipse."[19] Ecos reverberantes! Um de seus exemplos é encontrado em Apocalipse 14:4. A cena se passa com o Cordeiro entre seu povo redimido no Monte Sião. Eles estão cantando um novo cântico diante do trono. (Este é realmente um cântico totalmente novo ou uma versão renovada de Cantares, uma versão mais completa e verdadeira? Não sei, mas estou divagando.) Quem são os redimidos? "Estes são os que não se contaminaram com mulheres, porque são virgens. São os que seguem o Cordeiro onde quer que vá. Foram comprados dentre os homens para serem as primícias para Deus e para o Cordeiro" (Apocalipse 14:4). Esse eco realmente começa a soar no Salmo de Casamento, 45:14: "Será conduzida ao rei em vestidos de cores brilhantes; as virgens, suas companheiras que a seguem, serão levadas à tua presença." Ah, sim, "por isso, as jovens te amam" (Cantares 1:3). Lembra-se da mulher querendo saber onde encontrar o noivo, chamando-o (1:7)?

---

[19] Nicholas. Batzig. "John's Use of' the Song of Songs in the Book of Revelation", Feeding on Christ (blog), 1º de julho de 2013. Disponível em: https://feedingchrist.org/johns-use-of-the-song-of-songs-in-the-book-of-revelation/.

Ele graciosamente responde: "Se não o sabes tu, a mais bela entre as mulheres, segue o caminho das ovelhas e cuida dos teus cabritos junto às tendas dos pastores" (1:8). Isso é repetido em Apocalipse 14:4. Batzig diz que o uso da palavra *virgem* no Apocalipse é uma "alusão alusiva". "Se eles fossem sexual e moralmente puros, por que precisariam seguir o Cordeiro (significando a obra salvadora daquele que foi morto pelos pecadores)? Como estão seguindo a Cristo, que morreu por seus pecados, eles são feitos espiritualmente fiéis (e, nesse sentido, podem ser chamados de 'virgens'), em contraste com os adúlteros espirituais (veja Mateus 12:39 e 16:4)."[20] Quem são os que estão de pé e cantando como a noiva redimida no Apocalipse? Tanto Cantares quanto Apocalipse os identificam como os espiritualmente fiéis que seguem o Cordeiro que também é o Pastor.

Batzig observa outros ecos, como a leitura de Cantares 5:10-16 à luz de Apocalipse 1:12-16 e a batida na porta em Apocalipse 3:20 como um eco de Cantares 5:2. Porém, mais do que apenas versos específicos, João ecoa os temas e metáforas do Cântico. "Ambos os livros estão interessados na comunhão experiencial do crente com ele durante o período de espera."[21]

Podemos nos identificar com isso, pois estamos nesse período de espera. Precisamos desse encorajamento e dessa esperança, dessa visão escatológica. Além disso, Batzig observa os temas do:

> [...] amor/saudade, visto no contexto da ausência/presença. Ambos começam com uma declaração de amor do Noivo. Ambos concluem com um desejo expresso de que o Noivo

---

[20] Nicholas Batzig. "John's Use of the Song of Songs in the Book of Revelation."
[21] Nicholas Batzig. "John's Use of the Song of Songs in the Book of Revelation."

apareça. Ambos os livros centram-se na morada do Noivo com sua noiva. As localizações geográficas são usadas simbolicamente em ambos os livros. As nomenclaturas espaciais aplicadas aos personagens de Cantares servem para revelar a realização arquetípica dos protótipos. [Isto é, os nomes que são dados ao homem e à mulher de Cantares revelam uma tipologia que vemos cumprida no Apocalipse.] Por exemplo, ambos os livros empregam a linguagem jardim-templo-cidade para descrever os amantes. A identificação da igreja como cidade-jardim no Apocalipse é apresentada em seu cumprimento escatológico. Nada menos deve ser esperado do ápice da revelação da aliança.[22]

E, com esses temas e metáforas adicionais, vemos algo mais. A esperança da noiva está ligada à esperança da terra. As metáforas estão tão ligadas a ponto de revelarem essa tipologia da mulher — espaço sagrado, segunda ordem, terra restaurada, Israel restaurado, igreja, noiva, mãe dos vivos. Cantares ecoa Isaías e Oseias nisso também. Não tenho espaço para cobrir tudo, pois teríamos material suficiente para um outro livro. Porém, brevemente vamos começar com um esboço de alguns ecos fascinantes em apenas dois capítulos de Isaías.[23] Primeiro, os ecos e alusões da terra/noiva de Isaías 35 são surpreendentes:

---

[22] Nicholas Batzig. "John's Use of the Song of Songs in the Book of Revelation." Explicação entre parênteses adicionada.
[23] Veja também Rosalind S. Clarke. "Canonical Interpretations of the Song of Songs", p. 161–164.

Isaías 35:1 O deserto se alegrará e florescerá como uma *flor silvestre*.	**Cantares 2:1** Eu sou uma *flor silvestre* de Sarom, um lírio dos vales.
Isaías 35:2 Ela *florescerá* abundantemente e também se alegrará com alegria e *canto*. A glória do *Líbano* lhe será dada, o esplendor do Carmelo e *Sarom*. Eles verão a glória do Senhor, o esplendor do nosso Deus.	**Cantares 2:1; 2:12; 4:8** Eu sou uma flor silvestre de *Sarom*. As flores *florescem* no campo. Chegou a hora de *cantar*. Venha comigo do *Líbano*, minha noiva, venha comigo do *Líbano*!
Isaías 35:6 Então os coxos saltarão como cervos, e a língua dos mudos cantará de júbilo, porque *água brotará* no deserto e rios no ermo.	**Cantares 4:15** Você é uma fonte de jardim, *um poço de água corrente* fluindo do Líbano.
Isaías 35:9 Não haverá nenhum *leão* lá [...] mas os remidos andarão no [Caminho Sagrado].	**Cantares 4:8** Descendem de [...] as covas dos *leões*.
Isaías 35:10 E os remidos do Senhor retornarão e virão a *Sião* com cânticos, *coroados* de alegria sem fim. *Alegria e felicidade* os alcançarão, e a tristeza e o suspiro fugirão.	**TODA A MÚSICA!** **Cantares 3:11** Saiam, jovens de *Sião*, e contemplem o rei Salomão, usando a *coroa* que sua mãe lhe deu no dia de seu casamento — o dia da alegria de seu coração.

Como explica Rosalind Clarke, terra restaurada é Israel restaurado. A noiva em Cantares está ligada a essa imagem da terra.²⁴ Israel/noiva/igreja — a esperança de todos é a mesma. Além disso, adoro a meditação de Owen sobre o último versículo, Cantares 3:11: "É o dia de sua coroação, e sua esposa é a coroa com a qual ele é coroado. Pois, como Cristo é um diadema de beleza e uma coroa de glória para Sião (Isaías 28:5), assim Sião também é um diadema e uma coroa para ele (Isaías 62:3)".²⁵ Os ecos da coroa reverberam nosso valor para Cristo e a alegria que é mutuamente nossa na consumação de Sião. Vejamos outro capítulo com fortes ecos, Isaías 62:

Isaías 62:1	Cantares 6:10; 8:6
Não me calarei por causa de Sião e não me calarei por causa de Jerusalém, até que sua justiça brilhe *como uma luz brilhante* e sua salvação *como uma tocha acesa*.	Quem é esta que *brilha como a aurora*, bela como a *lua, brilhante como o sol*? As chamas do amor são chamas ardentes — *uma chama todo-poderosa*!
Isaías 62:2	**Cantares 6:13**
As nações verão a sua justiça e todos os reis, a sua glória. Receberá um *novo nome* que a boca do Senhor anunciará.	Volte, volte, *Sulamita*! Volte, volte para que *possamos olhar para você*! *Como você olha* para a *Sulamita*, *como você olha* para a dança dos dois acampamentos!

---

[24] Rosalind S. Clarke. "Canonical Interpretations of the Song of Songs", p. 162–163.
[25] John Owen. *Communion with God*, p. 55.

Isaías 62:3 Você será uma *coroa gloriosa* nas mãos do Senhor.	**Cantares 3:11** Saiam, jovens de Sião, e contemplem o Rei Salomão, *usando a coroa que sua mãe lhe deu* no dia de seu casamento — o dia da alegria de seu coração.
Isaías 62:4 Você não será mais chamado de Deserto, e sua terra não será chamada de Desolada; em vez disso, você será chamado *meu prazer está nela*, e sua terra Casada; porque *o Senhor se agrada de você*, e a sua terra se casará.	**Cantares 7:6** Como você é linda e como é agradável, *meu amor, com tantas delícias*!
Isaías 62:5 Pois, como um jovem se casa com uma jovem, assim seus filhos se casarão com você; *e como o noivo se alegra com sua noiva, assim o seu Deus se alegrará com você.*	**Cantares 3:11; 4:7, 9** *No dia de seu casamento — o dia da alegria de seu coração. Você é absolutamente linda, minha querida; não há imperfeição em você. Você conquistou meu coração, minha irmã, minha noiva.*
Isaías 62:8 *Os estrangeiros não beberão o vinho novo pelo qual você trabalhou.*	**Cantares 8:2** Eu levaria você, eu levaria você, para a casa da minha mãe, que me ensinou. *Eu daria a você vinho aromático para beber do suco da minha romã.*

Às vezes o último homem de pé é uma mulher

Isaías 62:10	**Cantares 6:4; 10**
Prepare um caminho para o povo! [...] Levante uma *bandeira* para os povos.	*Você é* linda como Tirza, minha querida, adorável como Jerusalém, *inspiradora como um exército com bandeiras*. Quem é esta [...] *imponente como um exército com bandeiras*?
Isaías 62:11	**Cantares 8:12**
Veja, o Senhor proclamou até os confins da terra: "Diga à filha de Sião: Eis que sua salvação está chegando, *seu galardão está com ele e sua recompensa o acompanha*."	*Eu tenho minha própria vinha*. Os mil são para você, Salomão, mas duzentos para aqueles que cuidam de seus frutos.
Isaías 62:12	**Cantares 6:4 (em contraste com as cenas noturnas)**
E eles serão chamados de povo santo, os redimidos do Senhor; e você será chamada de Cuidada, *Uma Cidade Não Abandonada*.	*Você é tão bonita quanto Tirza*, minha querida, *adorável como Jerusalém*.

A noiva permanece na esperança dessas promessas de Deus. Eu poderia ter selecionado mais passagens, refletindo sobre outros temas de vinho, vigias e portões, mas tentei extrair os ecos mais altos que podem falar facilmente por si mesmos quando acoplados. Talvez você esteja captando mais alguns ecos no Apocalipse desses versículos. É aqui que vemos a nossa esperança realizada. Cantares reverbera mais ecos de Isaías, como o cântico da vinha no Capítulo 5. Por questões de espaço, agora quero pular para Oseias. Também existem vários ecos, principalmente a história geral da noiva e de seu Noivo. Mas veja o que Clarke extraiu apenas de Oseias 14, com o tema relacionado à restauração na terra florescente:

אהב amor	Oseias 14:4	Cantares 1:3,4,7; 3:1,2,3,4
טל orvalho	Oseias 14:5	Cantares 5:2
פרה florescer	Oseias 14:5,7	Cantares 6:11; 7:13
שׁוּשַׁן lírio	Oseias 14:5	Cantares 2:1,2,16; 4:5; 5:13; 6:2,3; 7:3
נכה tirar (raiz)	Oseias 14:5	Cantares 5:7
לבנון Líbano	Oseias 14:5-7	Cantares 3:9; 4:8,11,15; 5:15; 7:5
ריח cheiro	Oseias 14:6	Cantares 1:3,12; 2:13; 4:10,11; 7:9,14
בשׁי habitar	Oseias 14:7	Cantares 2:3; 5:12; 8:13
צל sombra	Oseias 14:7	Cantares 2:3,14; 4:6
גפן videira	Oseias 14:7	Cantares 2.13; 6.11; 7.9,13
זכר lembrança	Oseias 14:7	Cantares 1.4
יין vinho	Oseias 14:7	Cantares 1.2,4; 2.4; 4.10; 5.1; 7.10; 8.2 [26]

Com toda essa semelhança e eco da linguagem da terra e da noiva, ainda há uma diferença interessante. Enquanto grande parte de Oseias trabalha com essa metáfora da noiva para Israel, a linguagem no último capítulo é masculina. Israel é retratado como um homem. A metáfora muda um pouco para o órfão, "o órfão" recebendo compaixão (14:3), mesmo quando os ecos nupciais são captados em Cantares. O que está acontecendo aqui? Francis Landy lança luz sobre as complexidades:

---

[26] Rosalind S. Clarke. "Canonical Interpretations of the Song of Songs", p. 165.

> Seria de esperar que Israel fosse a parceira feminina; gramaticalmente, no entanto, permanece obstinadamente masculino, assim como a maioria das imagens. A masculinidade é presumivelmente inclusiva, compreendendo Israel como sujeito masculino e feminino. No entanto, a eliminação da *persona* feminina tem o efeito de dessexualizar Cantares; Israel é tanto órfão/criança quanto amante. Em 13:13–14:1, a masculinidade gramatical de Efraim mantém uma aparência de normalidade social, reduzindo a figura da mãe parturiente à metáfora e permitindo que ela seja mãe e filho ao mesmo tempo. Aqui, as tensões sexuais do poema são neutralizadas em parte por meio da projeção no reino da fantasia do Líbano e, em parte, tornando-as o mais etéreas e cuidadosamente disfarçadas possível.[27]

Só posso entender isso parcialmente. Mas é o que venho dizendo o tempo todo: as mulheres apontam para o nosso *telos* como a noiva de Cristo, e os homens para o nosso *telos* como filhos no Filho. O último homem de pé — o filho adotivo de Deus — também é a noiva de Cristo. Tanto homens quanto mulheres reivindicam esse status escatológico, tudo sem perder nossas distinções sexuais em nossas próprias existências sexuais como homens e como mulheres. Agarramo-nos a uma esperança compartilhada e segura!

Permanecendo forte

Não sei quantas mulheres hoje ficariam excitadas antes de fazer amor se o noivo lhe dissesse que seu pescoço é como uma torre.

---

[27] Francis Landy Hosea. 2ª ed., Readings: A New Biblical Commentary, ed. John Jarick (Sheffield: Sheffield Phoenix Press, 2011) p. 202.

Mas o noivo de Cantares faz exatamente isso: "O teu pescoço é como a torre de Davi, construída como sala de armas, em que estão pendurados mil escudos, todos eles escudos de guerreiros valentes" (4:4). Seu pescoço é comparado a uma estrutura militar.[28] Vemos a vantagem de uma torre em todo o cânone do Antigo Testamento. Como Carol Meyers explica: "Seja como uma estrutura isolada no campo (Isaías 5:2; Malaquias 4:9; Gênesis 35:21) ou como a fortaleza de uma cidade (Juízes 9:46-49; Neemias 3:1; 12:39), uma torre representa força e proteção."[29] Meyers observa como nunca lemos sobre uma torre real de Davi, o extraordinário comandante militar, então isso é mais uma abstração.[30] Seria a torre das torres. Nesse verso, esse doce nada sussurrado para a noiva antes de fazer amor em sua noite de núpcias associa seu pescoço a uma linguagem militar de alto nível: torre, Davi, *mil* escudos, guerreiros. É assim que o Noivo a vê.

A palavra *torre* aparece novamente em outro *wasf* sobre a noiva. Aqui ele diz que seu pescoço é uma torre de marfim, e seu nariz é "como a torre do Líbano voltada para Damasco" (7:4). Essa referência a Damasco está novamente aludindo à vantagem militar, seja referindo-se a uma torre real, seja às altas montanhas de Damasco, que ficavam num planalto e eram uma "grande ameaça militar a Israel entre o reinado de Salomão e a conquista assíria

---

[28] Isso nos lembra da linguagem militar saturada em torno da palavra ajudante/*ezer*, que é usada pela primeira vez para descrever a mulher como *ezer* do homem (Gn 2.18), e também usada para descrever Deus como o *ezer* de Israel (Êxodo 18 :4; Deuteronômio 33:7,26,29; Salmos 20:2; 33:20; 70:5; 89:17; 115:9-11; 121:1,2; 124:8; 146:5; Oseias 13:9).
[29] Carol Meyers. "Gender Imagery in the Song of Songs", *HAR* 10 (1986): 213. Disponível em: https://core.ac.uk/download/pdf/159572290.pdf.
[30] Carol Meyers. "Gender Imagery in the Song of Songs", p. 213.

em 732 a.C.".[31] Meyers continua a respeito da linguagem militar usada em Cantares 7.4: "As 'piscinas' em Hebrom às quais os olhos da mulher são comparados são provavelmente piscinas artificiais — reservatórios — construídos para fins militares, não agrícolas (Paul e Dever, 1973 , p. 127–43). E a 'porta' de Bat Rabbim faz parte das defesas militares de uma cidade e é também um lugar público, um lugar frequentado por homens (cf. Provérbios 31:23) e não por mulheres."[32] O que esse texto está nos dizendo então? Como isso desafia nossa própria visão das imagens de gênero?

Acredito que todos já sabem o que quero dizer. Bem, espero que sim, depois de todo o trabalho que fiz em Cantares 8:10. Lá está ela, firme, usando sua própria voz para se descrever como uma parede. Agora seus seios são torres. Algo que está associado ao desejo masculino e à nutrição materna é descrito como uma força militar. Outra reviravolta na história: "Aquele a quem foram feitas todas as alusões militares garante o oposto do que elas representam."[33] Em seus olhos ela encontra paz. Mas é só isso. Toda essa linguagem militar do mundo masculino atribuída à mulher e sua própria apropriação remonta ao que Anna Anderson diz sobre nossa natureza simbólica — o retorno ao lar depois da guerra.[34] A mulher é um tipo de segunda ordem. Apreender essa tipologia, realmente entendê-la, muda a forma como vemos. Não é essa a vantagem da torre? Ela nos dá uma perspectiva melhor, uma visão melhor, que, por sua vez, é uma grande vantagem na luta contra inimigos e tentações!

Pedro implora aos maridos que tratem suas esposas com honra, pois elas são o vaso mais fraco (1Pedro 3:7). Isso é uma

---

[31] Carol Meyers. "Gender Imagery in the Song of Songs", p. 214.
[32] Carol Meyers. "Gender Imagery in the Song of Songs", p. 214.
[33] Carol Meyers. "Gender Imagery in the Song of Songs", p. 215.
[34] Carol Meyers. "Gender Imagery in the Song of Songs", p. 125.

contradição? Não; Pedro provavelmente está se referindo às diferenças físicas que as mulheres têm em força, mas, principalmente, considerando seu status resultante no mundo. Ao longo da história, homens mantiveram seu poder sobre as mulheres, e Pedro diz: *Não, vocês são herdeiros juntos, e suas próprias orações serão prejudicadas se você tratar sua esposa da maneira como o mundo trata. Veja-a como Cristo vê sua noiva. Todo o corpo e a presença dela apontam para a verdadeira força — ao receber o amor do Senhor, você tem a maior vantagem. Seus próprios seios apontam para sua absoluta dependência dela por toda a vida, assim como a noiva coletiva é absolutamente dependente de Cristo, que a nutre por sua Palavra e sacramento em sua igreja.* Ela vê. Ela alimenta. Ela é uma cidade sobre uma colina (Mateus 5:14).

Seu pescoço é uma torre neste mundo. Ele segura a cabeça e direciona os olhos na direção que lhe proporcionará o melhor ângulo de visão. Seu nariz é uma torre do Líbano, para a igreja; sua posição é a mais vantajosa — outros precisam se alinhar com ela para garantir a paz. E seus seios são torres. Ela encontrou paz nos olhos de seu amado e está compartilhando sua força com seus irmãos e irmãs, alimentando-os com a Palavra. Essa é a igreja. Sião. A última mulher de pé.

Cante comigo

Certa vez, depois de falar com um grupo de líderes eclesiásticos sobre o assunto de discipular homens e mulheres na igreja, um pastor me chamou de canto para conversar. Ele não quis fazer seu comentário durante a sessão de perguntas e respostas que havíamos acabado de terminar. Ele me disse que minha mensagem tinha mérito, mas estava preocupado com a feminização da igreja e queria minha opinião sobre isso. "Você não está preocupada que investir em mais mulheres talvez conduzirá a isso?" Curiosamente, ele disse que percebeu que as mulheres estavam ansiosas para aprender; e, quanto mais as igrejas investirem nelas, mais crescerão em liderança sobre os homens, ou em influência sobre os homens, o que, segundo ele, feminiza a igreja.

Você já ouviu algo assim antes? Acho que sim, porque o escuto com frequência. Os pastores vão à internet, escrevendo artigos como "Como desenvolver e sustentar homens masculinos na igreja", com conselhos sobre como atrair "homens viris" em sua congregação "que provavelmente despertarão as feministas entre [seus] leitores".[35] O problema que esse pastor está abordando é que muitas igrejas — não a dele — têm uma proporção significativamente maior de mulheres do que de homens na igreja. Horror dos horrores.

Quando um autor que eu respeitava escreveu um artigo muito elogiado e divulgado intitulado "Hysteria and the Need for Male Leadership" [Histeria e a necessidade de uma liderança masculina],[36] lembro-me de pensar: "Até tu?!" O título por si só já é perturbador. Reduz as mulheres a um termo carregado de bagagem histórica. Com base na palavra grega para *útero*, a histeria se refere à extrema irracionalidade e emoção excessiva, sem lógica.

---

[35] C. R. Wiley. "On Getting and Keep Masculine Men in the Church", Paterfamilias [-Daily] (blog), Patheos, 29 de janeiro de 2018. Disponível em: https://www.patheos.com/blogs/gloryseed/2018/01/on-getting-keeping-masculine-men-in-church/.
[36] Anthony Esolen. "Hysteria and the Need for Male Leadership", The New English Review, novembro de 2018. Disponível em: https://www.newenglishreview.org/custpage.cfm?frm=189446&sec_id=189446&fbclid=IwAR2hsnHj-fyIh9O0f0uEYE8kBsj1ASB94aiBBxrS1A2YOnWena4ITDSHbbRw. Veja Aimee Byrd. "A Response to Anthony Esolen Regarding Women and Hysteria", Aimee Byrd (blog), 2 de novembro de 2018. Disponível em: https://aimee byrd.com/2020/06/13/a-response-to-anthony-esolen-regarding-women-and-hysteria/.

O título retrata que, uma vez que os úteros fazem com que as mulheres tenham "excesso emocional incontrolável",[37] as mulheres não podem liderar, e é exatamente isso que ele defende: "Os homens devem construir suas irmandades novamente, desde o início, e ser mais uma vez, se não reconhecidos, os legisladores de nossa vida comum".[38] As mulheres são uma ameaça e devem ser controladas. Esse texto não foi escrito primariamente sobre a igreja, mas sua escrita é baseada na fé, e ele é um autor muito respeitado em meus círculos religiosos, mesmo sendo um católico romano. Como vai a igreja, assim vai o mundo, dizem eles.

A feminização tem sido uma "ameaça" para a igreja há algum tempo. Livros como *The Church Impotent: The Feminization of Christianity*,[39] *Why Men Hate Going to Church*[40] e *The Masculine Mandate: God's Calling to Men*[41] identificam o problema e oferecem soluções. A internet ferveu depois de uma popular conferência *Desiring God* em homenagem a J. C. Ryle, intitulada "Deus, masculinidade e ministério", onde John Piper afirmou: "Deus deu ao cristianismo um toque masculino […]. Do que eu infiro que o florescimento mais completo de mulheres e homens ocorre em igrejas e famílias onde o cristianismo tem essa sensação masculina ordenada por Deus. Para a glória das mulheres e para a segurança

---

[37] "Hysteria", Wikipedia. Disponível em: https://en.wikipedia.org/wiki/Hysteria.
[38] ESOLEN. "Hysteria and the need for Male Leadership."
[39] Leon J. Podles. *The Church Impotent: The Feminization of Christianity* (Dallas: Spence, 1999).
[40] David Murrow. *Why Men Hate Going to Church*, rev. e edição atualizada. (Nashville: Thomas Nelson, 2011).
[41] Richard Phillips. *The Masculine Mandate: God's Calling to Men* (Sanford: Reformation Trust, 2016).

e alegria das crianças, Deus fez o cristianismo ter um toque masculino. Ele ordenou para a igreja um ministério masculino."[42]

Anteriormente, referi-me ao recurso popular do CBMW publicado para combater o "feminismo evangélico", onde os autores insistiam na necessidade de "homens masculinos" e "mulheres femininas". Desde a sua publicação, houve muitos artigos e palestras sobre a assim chamada "crise da igreja local: número um, os homens não estão vindo; e, número dois, quando vêm, são marginalizados, passivos, empurrados para o canto".[43] Robert Stinson falou sobre isso em uma palestra patrocinada pelo Southern Baptist Theological Seminary, lamentando: "A atual feminização do cristianismo reflete uma tendência maior na cultura popular, onde as mulheres são pressionadas a serem mais masculinas e os homens são pressionados a serem mais femininos." O que devemos fazer para resolver essa crise? "Os pastores devem exercer uma liderança masculina assertiva para guiar suas igrejas para longe de um cristianismo feminizado." Conclusão: os problemas na igreja são femininos. As mulheres, com sua suavidade e emotividade, estão assumindo o controle, assustando os homens viris. Os homens não podem continuar a florescer sob as formas femininas de fazer as coisas. "Eles é que devem fazer as coisas."[44]

---

[42] John Piper. "The Frank and Manly Mr. Ryle: The Value of a Masculine Ministry", God, Manhood and Ministry: Building Men for the Body of Christ, Desiring God 2012 Conference for Pastors, 31 de janeiro de 2012. Disponível em: https: //www.desiringgod.org/messages/the-frank-and-manly-mr-ryle-the-value-of-a-masculine-ministry.

[43] CBMW Editors, "Feminine Christianity Turns Men Away from Church, CBMW Executive Director Says", CBMW, 18 de abril de 2006. Disponível em: https://cbmw.org/2006/04/18/feminine-christianity-turns-men-away-from-church-cbmw-executive-director-says/.

[44] CBMW, "Feminine Christianity Turns Men Away", ênfase original.

O que há para celebrar aqui? Não vejo nenhum lugar nas Escrituras onde haja advertências sobre o número crescente de mulheres que se unem à igreja em detrimento dos homens. Não vejo Paulo preocupado com o fato de que, por Timóteo ter sido criado na fé por sua avó e sua mãe, ele poderia ser muito brando. Não; Paulo era grato pela vida de Loide e Eunice por transmitirem a fé (2Timóteo 1:5). Não lemos nada sobre Timóteo ser feminilizado por causa disso.

Scot McKnight desafia essa noção de sentimento masculino que Piper defende como antibíblico:

> Existe uma palavra grega para "masculino" (*andreia*); nunca ocorre no Novo Testamento (uma palavra próxima a ela ocorre em 1Coríntios 16:13, mas parece estar se dirigindo a toda a igreja — e significa *coragem*). Também não aparece nenhuma vez em nenhuma das palavras citadas aqui de J. C. Ryle. Esse é um exemplo colossal do uso inadequado de uma palavra ("masculino") que sequer aparece no Novo Testamento, uma palavra que a Bíblia nunca direciona "somente para homens". Pastores são mencionados em várias passagens no Novo Testamento, e em nenhum momento se diz que sejam masculinos.[45]

Parece que estamos esquecendo que as primeiras igrejas se reuniam em casas. Isso gerava feminilização? E, nas Escrituras, vemos principalmente mulheres hospedando essas igrejas domésticas: Prisca (Romanos 16:3-5; 2Timóteo 4:19), Cloe (1Coríntios 1:11), Ninfa (Colossenses 4:15), Áfia (Filemom 1:2), Lídia (Atos 16:40), Júnias (Romanos 16:7) e Febe (Romanos 16:1-2). Apesar das

---

[45] Scot McKnight. "John Piper, What He Said", Jesus Creed (blog), Patheos, 3 de fevereiro de 2012. Disponível em: https://www.patheos.com/blogs/jesuscreed/2012/02/03/john-piper-what-he-said/.

tentativas de polarizar a influência das mulheres como puramente doméstica e nunca pública, Carolyn Osiek e Margaret MacDonald observam como essas "categorias são exageradas e muitas vezes aplicadas com muita rigidez".[46] Além disso, Susan Hylen demonstra que os estudiosos costumam ler anacronicamente ao impor uma divisão nos papéis de gênero nas sociedades greco-romanas com base nas noções modernas de privado e público. Enquanto hoje associamos intimamente "esfera pública" com "ação pública" (enquanto tudo o que é "privado" pertence ao lar), no primeiro século essa associação não existia. "Privado" muitas vezes significava interesse de propriedade e não delineava necessariamente a localização. Muito mais atividades foram classificadas como "privadas" do que podemos pensar, incluindo comércio, educação e negócios, e muitas delas foram realizadas em espaços públicos. Os espaços sagrados eram diferenciados dos espaços públicos, e os espaços domésticos muitas vezes tinham funções públicas, dependendo do status social do ocupante. As mulheres não estavam confinadas a atividades meramente "domésticas", mas circulavam livremente e participavam de espaços públicos nas esferas judicial, comercial, sagrada e política.[47]

Vemos o que é escrito sobre mulheres (ou não) por aqueles que querem influenciar a sociedade. Mas também precisamos levar em consideração evidências históricas da vida cotidiana, como cartas pessoais, recibos, documentos legais, convites ou mesmo inscrições arquitetônicas ou funerárias. Essas descobertas históricas revelam que a agência pública e a influência das mulheres são mais complexas do que encontramos nos escritos "publicados". Temos

---

[46] Carolyn Osiek e Margaret Y. MacDonald com Janet H. Tulloch. *A Woman's Place: House Churches in Earliest Christianity.* (Minneapolis: Fortress, 2006) p. 3.
[47] Ver Susan Hylen. "Public and Private Space and Action in the Early Roman Period", NTS 66 (2020): 534–53.

evidências de mulheres interagindo e contribuindo em casa, na sociedade e até mesmo na sinagoga, pois elementos como localização e necessidades da comunidade contribuem para as oportunidades de educação, comércio e serviço religioso de uma mulher.[48] Mesmo assim, não podemos negar "o sabor doméstico que teria permeado as reuniões cristãs".[49] Os cuidados diários da vida doméstica fazem parte da bela e movimentada matriz da adoração reunida. Osiek e MacDonald chegam ao ponto de dizer que, como as mulheres administravam tudo o que acontecia na casa, "entrar em uma igreja doméstica cristã era entrar no mundo das mulheres".[50]

E se uma porcentagem maior de mulheres na igreja fosse uma coisa boa? E se suas contribuições e influência fossem frutíferas e não temidas? E se a própria presença de corpos femininos falasse algo glorioso para o povo de Deus? Rodney Stark argumenta que "a ascensão do cristianismo dependeu das mulheres".[51] Goste ou não, "a igreja primitiva atraiu substancialmente mais mulheres do que homens convertidos, e isso em um mundo onde as mulheres eram escassas".[52] Da mesma forma, Peter Lampe esclarece: "É suficientemente conhecido e testificado que o cristianismo

---

[48] Ver Lynn H. Cohick. *Women in the World of the Earliest Christians* (Grand Rapids: Baker Academic, 2009) p. 322–3.
[49] Carolyn Osiek e Margaret Y. MacDonald com Janet H. Tulloch *A Woman's Place*, p. 246.
[50] Carolyn Osiek e Margaret Y. MacDonald com Janet H. Tulloch. *A Woman's Place*, p. 163.
[51] Rodney Stark. *The Triumph of Christianity: How the Jesus Movement Became the World's Largest Religion* (New York: HarperCollins, 2011, e-book) p. 159, ênfase adicionada. Em contraste, Larry Hurtado diz que um fator que contribuiu para o fim do culto a Mithras foi a exclusão das mulheres. Larry W. Hurtado. *Destroyer of the Gods: Early Christian Distinctiveness in the Roman World* (Waco: Baylor University Press, 2016) p. 84.
[52] Rodney Stark. *The Triumph of Christianity*, p. 159.

encontrou uma audiência predominantemente entre as mulheres em Roma e em outros lugares."[53] Stark argumenta que as mulheres compunham cerca de dois terços da igreja primitiva, embora realmente não tenhamos evidências para esses dados demográficos. Isso foi numa época, de acordo com Stark, quando mais de dois terços da população eram homens — cerca de 70%! Ele atribui a escassez de mulheres à sua desvalorização, revelada pelos altos índices de infanticídio feminino. Mesmo famílias grandes geralmente mantinham apenas uma filha. Além disso, a taxa de mortalidade durante o parto era alta, e, no entanto, a igreja valorizava as mulheres. E as mulheres responderam. Por causa do valor cristão da vida, o aborto e o infanticídio foram condenados na igreja. O amor exclusivo e pactual no casamento foi promovido. Os maridos frequentemente se convertem ao cristianismo por meio de suas esposas, o que Stark chama de "conversões secundárias". Mesmo quando os maridos não se convertiam, seus filhos ainda eram criados na igreja e considerados santos (1Coríntios 7:14).[54] Stark conclui: "Ter um excesso de mulheres deu à igreja uma vantagem notável, porque resultou em uma frutificação cristã desproporcional e um número considerável de conversões secundárias".[55] Ninguém reclamava da feminização da igreja.

Entretanto, não precisamos apenas concluir que as mulheres superavam o número de homens porque ali eram mais valorizadas. Osiek e MacDonald argumentam que houve um movimento simultâneo na sociedade romana, não no sentido moderno de libertação das mulheres, mas que começou a abrir portas para algumas

---

[53] Peter Lampe. *From Paul to Valentinus: Christians at Rome in the First Two Centuries* (Philadelphia: Fortress, 2003) p. 146.
[54] Rodney Stark. *The Triumph of Christianity*, p. 141-59.
[55] Rodney Stark. *The Triumph of Christianity*, p. 159.

liberdades sociais para elas.⁵⁶ Havia outras opções. As mulheres eram valorizadas no cristianismo; porém, ainda mais, elas começaram a ver o que é mais valioso. Como observa Judith Lieu, as mulheres podem ter se convertido também por razões intelectuais.⁵⁷ Para ir um passo além, o estímulo e a contribuição intelectual são provocados pela graça de Deus. Providencialmente, Cristo foi dado e recebido por muitas mulheres, as quais responderam com seus corpos, suas mentes e suas almas. O que mais importa é que Cristo seja pregado e nutrido em seu povo. Imagine isso.

Quando alguém começa a falar sobre a feminização da igreja, é um sinal instantâneo para mim de que não enxerga as coisas com clareza. Essa pessoa não têm a perspectiva da torre. Consistentemente, vemos que ainda hoje há mais mulheres na igreja do que homens. Em todo o mundo, estudos mostram que mais mulheres vão à igreja, oram e consideram sua fé importante para a própria vida.⁵⁸ Isso me traz de volta à minha pergunta anterior sobre o que os versículos finais de Cantares fazem: eles nos apontam Cristo e a última mulher em pé. Imediatamente, lembro-me de outras mulheres nas Escrituras, cujas vidas também apontam para o Noivo e nos atraem para ele:

- Tamar, que expôs a hipocrisia de Judá enquanto lutava para garantir sua descendência na ascendência de Cristo (Gênesis 38).

---

⁵⁶ Carolyn Osiek e Margaret Y. MacDonald com Janet H. Tulloch. *A Woman's Place*, p. 2.
⁵⁷ Judith Lieu. "The Attraction of Women in/to Early Judaism and Christianity: Gender and the Politics of Conversion", JSNT 72 (1998): p. 5–22.
⁵⁸ "The Gender Gap in Religion around the World", Pew Research Center, 22 de março de 2016. Disponível em: https://www.pewforum.org/2016/03/22/the-gender-gap-in-religion-around-the-world/.

- Sifrá e Puá, que desafiaram o faraó e mantiveram viva a linhagem masculina hebraica (Êxodo 1:15-21).
- Abigail, que trouxe a hospitalidade necessária para Davi e seus homens, intercedendo com o risco de sua própria vida, reconhecendo sua realeza e implorando para que ele deixasse a vingança para Deus (1Samuel 25).
- Raabe, que escondeu os espias, reconhecendo que Deus estava dando a terra a Israel e garantindo-a na família da aliança de Deus (Josué 2).
- Rute, que compreendeu o amor *hesed* de Deus ao cumprir o voto que fez a Noemi, assegurando um filho na linhagem de Cristo (Rute).
- Ester, a esposa estrangeira do rei, que pela fé se aproximou do rei na corte interna sem convite para ser uma delatora, salvando o povo de Deus da aniquilação (Ester).
- Ana, a profetisa, que esperou até a velhice pela vinda do Messias, a quem ela viu com seus próprios olhos, dizendo a quem quisesse ouvir que a redenção havia chegado (Lucas 2:36-38).
- A mulher cananeia que seguiu o rebanho de Jesus para encontrá-lo depois que ele se retirou das multidões, pedindo incansavelmente pela cura de sua filha, mostrando sua grande fé na conversa teológica com Jesus e prenunciando a Grande Comissão que ele mais tarde proclamaria (Mateus 15:21-28).
- A mulher samaritana que, como a mulher de Deuteronômio 24, foi passada de marido para marido de modo que seu próprio corpo, que deveria representar o espaço sagrado, havia sido contaminado, e que agora não tinha marido de verdade, mas que convocou toda a sua cidade para o seu noivado com o verdadeiro Noivo (João 4:7-42).

- Marta, que correu à frente para encontrar Jesus após a morte de seu irmão e, quando confrontada por ele sobre a verdadeira vida e morte, confessou que ele era "o Messias, o Filho de Deus, que veio ao mundo" (João 11:27).
- Maria Madalena, que encontrou o Noivo no jardim, agarrou-se firmemente e foi comissionada para ser a primeira a anunciar o evangelho (João 20:1-18).
- Todas as mulheres que permaneceram diante da cruz quando os discípulos fugiram, retornando ao túmulo para encontrá-lo vazio, servindo como testemunhas cruciais dos detalhes da morte e ressurreição de Jesus Cristo (Mateus 27:45-56; Marcos 15:40-41; Lucas 23:44-49).
- E muito mais em nosso caminho pelas Escrituras até a noiva do Apocalipse!

Todas essas mulheres passaram pelas cenas noturnas. Mas todas ganharam a visão da torre e perseveraram. É para isso que este texto está nos chamando.

O intercâmbio entre a noiva e o esposo ajuda-nos a compreender da maneira mais íntima a nossa pertença a Cristo. Isso nos atrai a ele, encorajando-nos a permanecer firmes aos seus olhos e a compartilhar essas boas novas com outros. Dá-nos o que Richard Bauckham chama de liberdade de pertencer.[59] Esse pertencimento desperta-nos, como a noiva, como uma cidade santa fortificada, para nos doarmos livremente a Cristo, aquele que dá a paz. Além disso, nos evoca a dar e receber em comunhão com quem vem beijar o Filho. Pela graça e poder de Jesus, que possamos todos nos levantar coletivamente naquele dia para ver sua face.

---

[59] Veja Richard Bauckham. *God and the Crisis of Freedom: Biblical and Contemporary Perspectives*. (Louisville: Westminster John Knox, 2002).

QUESTÕES PARA DISCUSSÃO

1. Como você cresceu espiritualmente através de suas próprias cenas noturnas? Como sua igreja cresceu através das provações? Como o maior mandamento e sua referência deuteronômica ajudam a nos recalibrarmos quando estamos em cenas noturnas?

2. Como as cenas noturnas de Cantares ajudam a igreja a compreender nosso pertencimento em Cristo? Como, então, esse pertencimento nos inspira, como noiva, como uma cidade santa fortificada, a dar e receber livremente com aqueles que vêm beijar o Filho? O que as cenas noturnas podem nos ensinar sobre a importância de trazer a escuridão à luz — nomear o abuso —, bem como em saber onde está nosso foco como noiva?

3. O desejo tem um custo, seja ele bem ou mal orientado. Como isso afeta seu "cálculo do custo" na vida pessoal, na vida da igreja e na vida familiar? Estamos dispostos a nos tornar vulneráveis ao desejo devidamente orientado? Ou garantimos que a vulnerabilidade seja carregada por outra pessoa? Quem paga o custo em diferentes situações? Vale a pena?

CAPÍTULO 7

Voz masculina e voz feminina

As feministas bíblicas radicais gostam de dizer que a Bíblia é uma construção patriarcal criada pelos homens em posição de poder. Em outras palavras, a Bíblia é a expressão da voz masculina, do poder masculino. Não podemos contestar algumas dessas acusações — a Bíblia é androcêntrica em sua autoria. No entanto, dado o contexto histórico patriarcal em que foi escrita, é bastante surpreendente olhar para a voz feminina nas Escrituras. Frequentemente, como observa Richard Bauckham, ela interrompe e domina a voz masculina, tornando visível o invisível, contando a história por trás da história.[1] A voz feminina não está apenas presente, mas é ela própria uma fonte de iluminação e ensino. Já escrevi mais extensivamente sobre essa função da voz feminina nas Escrituras em outro livro.[2] Neste capítulo, gostaria de examinar tanto a voz masculina quanto a feminina em nossa metanarrativa de Cantares e refletir sobre o que o Espírito Santo está dizendo às igrejas hoje através de sua Palavra. O assunto é longo e profundo, de modo que, dado o espaço que nos resta, podemos apenas arranhar a superfície. Todavia, no restante deste livro, minha intenção é fazer de todos nós cantores do Cântico, acrescentando nossas próprias vozes às suas estrofes e refrão.

Ao falar sobre voz, estou indo direto ao âmago da questão de ser humano — o cerne da dignidade e da pessoalidade. Diane Langberg apresenta três elementos da pessoalidade que abusadores normalmente violentam. Ela escreve sobre isso na categoria de

---

[1] Richard Bauckham. *Gospel Women: Studies of the Named Women in the Gospel* (Grand Rapids: Eerdmans, 2002).
[2] Ver Aimee Byrd. *Recovering from Biblical Manhood and Womanhood* (Grand Rapids: Zondervan, 2020).

"O poder da pessoalidade".[3] A primeira afirmação é: "ser humano é ter voz". Deus nos criou como comunicadores. Ele chamou o mundo à existência por meio de sua voz. Ele falou com Adão e Eva, e hoje ainda se comunica conosco por meio de sua Palavra. O evangelho são as boas novas de que devemos falar uns com os outros. Falamos, escrevemos e até assinamos com nossas vozes. Podemos usar nossas vozes para comunicar amor, bem como indiferença e ódio. De acordo com Langberg, "Segundo, ser humano é estar em relacionamento". Fomos criados para a comunhão com o Deus trino e uns com os outros — feitos para relacionamento. Não é por isso que temos voz? Não fomos criados para buscar a independência e a autogratificação definitivas. Nunca encontraremos alegria e paz nessa busca. E, "Terceiro, ser humano é ter poder e moldar o mundo". Langberg reconhece a dignidade com que Deus nos criou quando diz: "Cada vida humana é uma força neste mundo." O poder é nosso arbítrio para agir, amar, servir, influenciar e glorificar a Deus — ou, inversamente, prejudicar, odiar e negligenciar. O poder é a nossa capacidade de obedecer ou desobedecer a Deus. Nosso poder é sempre derivado, pois nos é dado por Deus e autorizado a usá-lo para sua glória e nosso bem. Exercemos nosso poder fisicamente, espiritualmente, intelectualmente, economicamente, emocionalmente, governamentalmente, verbalmente e muito mais.[4]

Portanto, ser humano é ter voz. Nossas vozes são ouvidas em relacionamento. E nossas vozes têm poder.

---

[3] Diane Langber. *Redeeming Power: Understanding Authority and Abuse in the Church* (Grand Rapids: Brazos, 2020) p. 7.
[4] Diane Langber. *Redeeming Power: Understanding Authority and Abuse in the Church*, p. 4-10.

Vozes divertidas

Uma das gentilezas que me atrai a Cantares é como as conversas entre o homem e a mulher são divertidas. É interessante pensar sobre isso, pois um dos requisitos para brincar com alguém é ter confiança na pessoa. Os amantes têm tanta familiaridade um com o outro, que podem terminar as frases um do outro. Adoro a fala, bem no finalzinho de uma das *wasfs* do homem, elogiando o corpo da mulher da cabeça aos pés. Quando ele chega ao rosto dela, diz: "os teus beijos são como o bom vinho" — e então a mulher completa sua frase: "vinho que se bebe suavemente, e que escoa pelos lábios de quem está adormecendo". Ela então proclama: "Eu sou do meu amado, e o desejo dele é por mim" (Cantares 7:9-10). A noiva interrompe brincando, entrando em sua metáfora para responder ao seu desejo, e diz que ela pertence a ele. Aqui, vemos o que significa pertencer — a verdadeira liberdade. Richard Bauckham nos ajuda a entender que "a liberdade mais plena não se encontra em se tornar o mais livre possível dos outros, mas na liberdade que damos uns aos outros quando pertencemos um ao outro em relacionamentos amorosos".[5] Pertencer é se tornar livre para dar, para amar. É "poder *para*". As vozes em Cantares nos mostram a imagem da liberdade verdadeira e desinibida de pertencer exclusivamente a Cristo. É assim que nos realizamos mais plenamente como pessoas humanas.

A voz da mulher é muito livre e dominante em Cantares, o que é surpreendentemente, dado o contexto patriarcal no qual foi escrito. Um livro no cânone das Escrituras. Bem no meio. Cantando para nós. Ela começa imodestamente o Cântico e o encerra.

---

[5] Veja Richard Bauckham. *God and the Crisis of Freedom: Biblical and Contemporary Perspectives* (Louisville: Westminster John Knox, 2002) p. 18.

As vozes femininas representam mais de 60% da música. E, no entanto, estou menos interessada na quantidade e mais na liberdade, ousadia, ludicidade, intensidade e verdade do que a noiva fala. Ela inicia, repetidamente, começando pelo começo, declarando seu desejo pelos beijos da boca de seu noivo. Ela precisa chegar até ele, então pergunta: "Dize-me tu, a quem meu coração ama: Onde apascentas teu rebanho e onde o fazes descansar ao meio-dia, para que eu não ande entre os rebanhos de teus companheiros como uma mulher coberta com véu?" (1:7). É uma pergunta ousada demais. E ele é brincalhão no início de sua resposta: "Se não o sabes tu, a mais bela entre as mulheres..." (1:8). Vemos esse vaivém mútuo de elogios e desejos, ausência e presença.

Mutualidade e diversão são expressas até mesmo em como suas vozes se espelham. O "pois seus afagos são melhores do que o vinho" da mulher (Cantares 1:2) é repetido a ela mais tarde pelo homem: "Quão deliciosos são os teus afagos, minha irmã, noiva minha! Teus afagos são melhores do que o vinho!" (4:10). Mais tarde, o narrador — o próprio Yahweh — diz a eles para "beber, embriagar-se com carícias!" (5:1). O noivo também espelha a noiva, usando a frase "a fragrância do teu perfume" (1:3; 4:10). Duas vezes o homem diz: "Seus olhos são pombas" (1:15; 4:1) e ela espelha: "Seus olhos são como pombas" (5:12). Ela espera por ele "até que o dia raie e as sombras fujam", e, antes de sua consumação, ele reitera: "Antes que raie o dia e fujam as sombras, irei ao monte da mirra e à colina do incenso" (2:17; 4:6). Ela capta o tempero da montanha no final do Cântico, acenando: "Vem depressa, amado meu, e torna-te semelhante ao cervo, ou ao filhote de gazela saltando sobre os montes perfumados" (8:14). Além disso, a mulher diz que seu amante "pasta entre os lírios" (2:16; 6:3), e o homem descreve seus seios "como dois filhotes, gêmeos de uma gazela, que pastam entre os lírios" (4:5). O que tudo isso nos diz? Eles são bons ouvintes. Eles absorvem as verdades um do outro. A saudade e as delícias que a noiva expressa ao noivo são retribuídas. Ela está começando a se ver através dos olhos dele. Eles estão unidos neste único Cântico, mesmo que sejam distintos.

A jovialidade, ousadia e domínio da voz da mulher falam de sua liberdade de pertencimento. A liberdade tem um custo. E sabemos que esse pertencimento custou mais a Cristo. Jesus modelou essa mesma verdade do custo da liberdade para nós. Ele não só fez isso na cruz, mas em toda a sua vida na terra. Bauckham menciona um desses exemplos em Jesus assumindo o trabalho de lavar os pés de um escravo (João 13:3-15). Jesus amou os outros fazendo algo absolutamente degradante de acordo com as convenções sociais para um homem em sua posição. Ao fazê-lo, ele mostrou a verdadeira liberdade. "Nesse ato, Jesus foi livre em não considerar nada inferior a ele. O que quer que os outros possam pensar, Jesus não via nada como degradante se fizesse isso por aqueles que amava. No ato de lavar os pés, ele prefigurou a vergonhosa morte de escravo que estava prestes a morrer. Assim, ele modela o custo de ser livre para os outros."[6] Vemos o fruto disso cantado pela voz da noiva no Cântico.

Vozes que acenam

As vozes masculina e feminina em Cantares acenam umas para as outras e, consequentemente, acenam para nós. A mulher abre o Cântico querendo beijos e carícias, e acena: "Leva-me contigo!

---

[6] Richard Bauckham. *God and the Crisis of Freedom: Biblical and Contemporary Perspectives*, p. 20.

Corramos! Leve-me o rei para os seus aposentos" (1:4). Ela o chama para levá-la para seu quarto interior atrás do véu. Esse é um grande pedido desde o início. Ela sai imediatamente para encontrá-lo, perguntando onde ele está, que, por sua vez, a chama para "[seguir] o caminho das ovelhas" (1:8). Mais tarde, ele acena para ela: "Levanta-te, minha amada, minha bela, e vem" (2:10). E o faz de novo (2:13). Ele clama: "Mostra-me o teu rosto, deixa-me ouvir a tua voz" (2:14). No dia do casamento, ele implora: "Vem comigo do Líbano, noiva minha, vem comigo do Líbano" (4:8). Ela responde convocando o vento! "Desperta, vento norte, e vem tu, vento sul; assopra no meu jardim, espalha a fragrância dele. Que o meu amado entre no seu jardim e coma os seus frutos deliciosos!" (4:16). Os apelos para fazer amor, clamar na ausência e despertar continuam ao longo do Cântico. Termina com o aceno do noivo: "Você que mora nos jardins, companheiros estão ouvindo sua voz; deixe me ouvir você!" E a última linha é a resposta dela citada anteriormente, chamando-o para fugir com ela para o mesmo lugar que seu corpo tipifica, as montanhas carregadas de especiarias de Sião (8:13-14).

Em convites como esses, há poder e vulnerabilidade. Há confiança e liberdade para iniciar. É uma doação de si mesmo. E, no entanto, isso também é algo vulnerável, pois há o risco da rejeição. Mas vemos a confiança transbordando nesses apelos. Sabemos que não há nada que o Noivo não tenha dado. O tempo todo ele está buscando sua noiva. Ela usa esse amor e está cheia de expectativa. Ao receber esse amor, ela retribui. Ela é encorajada a iniciar-se, a pedir, a ser ouvida, a dar e a ser recebida, por sua vez. Há um movimento constante em Cantares, pois essa é uma ação dinâmica e frutífera. As metáforas, imagens e paisagens são animadas por ela, como se a própria noiva estivesse florescendo e, como vimos anteriormente, até mesmo se apropriando de propriedades conjugais.

Ah! O poder dinâmico que nossas vozes possuem! Que inspirador! Não é interessante que duas vezes o noivo peça para ouvir a voz da mulher? Gostaria de analisar os dois casos em que isso acontece e oferecer duas aplicações. Chamando-a de sua pomba, ele a chama para fora das fendas da rocha e das fendas do penhasco, dizendo: "Mostra-me o teu rosto, deixa-me ouvir a tua voz; pois a tua voz é doce, e o teu rosto é lindo" (Cantares 2:14). Há uma sensação de vulnerabilidade aqui com a imagem da pomba escondida nas fendas para proteção. Como diz Christopher Mitchell: "Ela deve ser persuadida e cortejada de seu lugar de inacessibilidade [...]. O amado não deve tentar expulsar à força sua pomba de seu esconderijo. Só depois que ele ganhar a confiança dela por meio de seu amor sacrificial é que ela emergirá e se juntará a ele".[7] Ele é sensível a ela. Ele se entrega primeiro. Ele não a quer escondida. Ele não só quer estar lá para ela, mas deseja também ver seu rosto. Ele quer ouvir a voz dela. Por quê? Porque é doce e amável.[8]

Penso nesse aceno para sua noiva no sentido tanto corporativo quanto pessoal. É feito no contexto da primavera, nova vida e restauração. Isso me lembra Jeremias 33:3, no contexto da restauração de Israel, onde o Senhor diz: "Clama a mim, e te responderei, e te anunciarei coisas grandes e inacessíveis, que não

---

[7] Christopher W. Mitchell. *The Song of Songs, Concordia Commentary*. (St. Louis, MO: Concordia, 2003) p. 714.
[8] E em uma nota teológica mais ampla, vemos os temas do êxodo de Israel do Egito e o êxodo da igreja da escravização do pecado atuando nesta cena.

conheces". O que se segue é "a voz de regozijo e a voz de alegria, a voz do Noivo e da noiva, e as vozes dos que dizem: Dai graças ao Senhor dos Exércitos, porque o Senhor é bom, porque o seu amor dura para sempre. Também se ouvirá a voz dos que levam ofertas de ação de graças à casa do Senhor. Pois mudarei o destino desta terra, tornando-a como era no princípio, diz o Senhor" (Jeremias 33:11). O Senhor lembra a seu povo que sua aliança é tão certa quanto seu governo providencial sobre o dia e a noite, o céu e a terra (33:25).

E o que ouvimos da noiva em Cantares quando ela responde a esse aceno? Ela pede que ele pegue, para os dois, as raposas que estão tentando arruinar a vinha, como se ela estivesse dizendo: *Cumpra suas promessas, Senhor*. Ela nomeia as raposas, não apenas porque estão tentando destruí-la individualmente, mas "para nós". E ela então se apega a essa promessa da aliança, dizendo: "O meu amado é meu, e eu sou dele; ele cuida do seu rebanho entre os lírios" (2:16). Tanto o pedir quanto o louvar são doces para o Senhor. A confiança está aí. O amor também.

Somos pessoalmente convocados a invocar o Senhor em oração. O Senhor quer ouvir nossas vozes. Somos chamados a pedir-lhe que apanhe estas raposas que perseguem as vinhas da nossa vida espiritual e física. E somos chamados a nos apegar com alegria à sua promessa pactual, lembrando que ele alimenta entre os lírios. Ele está conosco o tempo todo. Não se esconda do Senhor. Ele está chamando para ouvir sua voz e ver seu rosto. Nós retribuímos o seu amor com as nossas vozes? Sua convocação também é um chamado corporativo para nós como a noiva coletiva. Ela estava procurando por ele, e ela sabia onde ele estava o tempo todo — entre os lírios, com seu povo. O Senhor nos convoca a nos reunirmos com seu povo no primeiro dia da semana para receber a Cristo e todas as suas bênçãos por meio da Palavra pregada e do sacramento. Parte disso é orarmos juntos como igreja. Quão poderosa é essa voz? Ele quer ouvir. Ele nos chama para orar a ele, e promete responder. Mas não estamos apenas esperando suas respostas; estamos buscando sua presença. E nossa voz é doce para ele e nosso rosto é adorável. É uma amostra da comunhão com nosso Noivo e uns com os outros que está por vir.

Cantares termina com outro apelo do Noivo para ouvir a nossa voz: "Ó tu, que habitas nos jardins, os amigos querem ouvir-te; deixa-me ouvir tua voz também" (8:13). Sua resposta é semelhante ao clamor de *Maranata! Vem, Senhor Jesus!* Nossas vozes são evangélicas. Estamos chamando o Senhor para Sião, para a casa de nossa mãe, para o lugar que ele está preparando para nós. É um chamado evangélico, um pronunciamento do evangelho e um aceno para nosso grande *telos*, onde finalmente habitaremos com o Senhor em corpos glorificados. E é um chamado de perseverança uns aos outros para que continuemos a nos apegar a Cristo, aquele que nos leva para além do véu. Somos convidados a acenar para ele e uns aos outros.

Uma voz que se une

As vozes do Cântico nos dizem algo sobre o significado simbólico do homem e da mulher. No início deste livro, propus que Cantares é um chamado de reforma sexual para a igreja, incorporando e revelando analogicamente toda a metanarrativa das Escrituras. Esse livro canta nossa esperança escatológica. A voz da noiva está em todo lugar. Como Gregório de Nissa a nomeou, ela é "a professora"[9] para nós que queremos cantar junto.

Como observei, a mulher foi criada em segundo lugar como marcador escatológico. Essa ordem é um padrão nas Escrituras. Meredith Kline discute isso ao delinear a "primeira ressurreição" de Apocalipse 20:5 como uma ressurreição espiritual, ao contrário do novo céu e nova terra e nova Jerusalém em Apocalipse 21:1-2. Ele diz: "Um termo alternativo para 'nova' em Apocalipse 21 é a palavra 'segunda'".[10] Estas são duas ordens — uma espiritual, a próxima corporal e espiritual: de fato "todas as coisas" serão renovadas na consumação da história, pois a segunda substitui a primeira. Kline aponta essa mesma linguagem usada em Hebreus, falando sobre a velha e a nova — ou segunda — aliança (cf. 8:7-8,13; 9:1,15,18; 10:9). E ele observa que Paulo também usou essa linguagem ao falar sobre Cristo como o segundo Adão (1Coríntios 15:47).[11] Concordo que, dessa maneira, criada em segundo lugar, a mulher representa a segunda ordem, vestida com a glória e esplendor do Filho (Apocalipse 21:11). Sua própria presença é um aceno para o *telos* da humanidade.

Primeiro temos uma imagem do reino da glória na história da criação quando lemos sobre a presença pairante de Deus (Gênesis 1:2). Kline esclarece: "O Espírito-Glória estava presente no

---

[9] Ver Gregório de Nissa. *Gregory of Nyssa: Homilies on the Song of Songs* (Atlanta: Society of Biblical Literature, 2012) p. 51, e a nota de rodapé de Norris, "ou seja, a Noiva, que na exegese da Canção de Gregory aparece regularmente no papel de uma amante para seus aprendizes".

[10] Meredith G. Kline "The First Resurrection", blog. Disponível em: https://meredithkline.com/klines-works/articles-and-essays/the-first-resurrection/. Agradeço à Anna Anderson por me apontar essa direção.

[11] Meredith G. Kline. "The First Resurrection", blog. Disponível em: https://meredithkline.com/klines-works/articles-and-essays/the-first-resurrection/.

início da criação como um sinal do *telos* da criação, como o arquétipo do Alfa do Ômega sabático, que era o objetivo da história da criação."[12] Ele também nos aponta os céus visíveis como um testemunho deste reino glorioso esperado no qual devemos entrar.[13] Não somos lembrados disso hoje toda vez que olhamos para o céu e o contemplamos maravilhados? No relato da criação, vemos que tanto o Espírito quanto a mulher estão nos testificando sobre esse reino de glória na criação.

No Capítulo 3, vimos o significado de a noiva unir sua voz à do Espírito, explicado para nós em Apocalipse 22:17. Eu repeti (talvez para o aborrecimento do leitor) essa convocação de proclamação da noiva e do Espírito naquela cena final para "Venha". Isso é importante, pois a voz principal que devemos ouvir não é a da mulher, mas a do Espírito. Foi aqui que a primeira mulher foi enganada. E o silêncio de Adão enquanto estava ali com ela amplia isso. De quem é a voz que está chamando? De Satanás. Como disse Anna Anderson: "Ela dá ouvidos a Satanás, que lhe oferece a glória impura de um reino profano."[14] Que engano! Que repercussão! Adão também rejeitou a voz de Deus, que ele ouviu, e ouviu a voz da mulher, que se uniu à voz de Satanás para oferecer-lhe esta glória impura. Anderson continua: "Embutido em seu próprio [corpo] está o [sinal da] recompensa de glória estendida a ele em aliança. O bom trabalho dela é ajudá-lo a passar além

---

[12] Meredith G. Kline. Images of the Spirit (Eugene, OR: Wipf & Stock, 1999) p. 20.
[13] Meredith G. Kline. (Images of the Spirit, p. 20).
[14] Anna Anderson. "Van Til's Representational Principle Applied to the Woman", Academia, 16 de dezembro de 2020, p. 19. Disponível em: https://www.academia.edu/44870840 /VAN_TIL_S_REPRESENTATIONAL_PRINCIPLE_APPLIED_TO_THE_WOMAN.

da provação e obter a recompensa para si mesmo, para ela e para todos os descendentes deles por geração comum."[15] Em vez de ajudar Adão em sua missão de alcançar esse reino sabático, glória de segunda ordem, que ela tipificou como mulher, ela aceitou uma falsificação do que seu próprio corpo representa e, portanto, falhou em sua vocação como uma aliada/ajudante necessária. Seguindo a voz de Satanás, ela chamou Adão para acompanhá-la, oferecendo-lhe o fruto proibido. Eles participaram e entraram no reino do pecado, da morte e da depravação sobre a humanidade.

Em Cantares, vemos a representação restaurada. A voz da mulher se une à do Espírito. Vemos na primeira linha seu desejo pelos beijos da boca de seu esposo. Ela fala de sua condição para as filhas de Jerusalém: "Estou morena, mas sou bela, ó filhas de Jerusalém; escura como as tendas de Quedar, bela como as cortinas de Salomão" (1:5). Explorada por seus irmãos, ela não cuidou de si mesma — está escura por causa da exposição. No entanto, ela ainda é adorável como as cortinas de Salomão. Isso nos leva a pensar nas imagens do templo, mas há um eco nesse versículo que nos aponta diretamente o reino da glória, que tanto o templo quanto os céus representam. Em Isaías, lemos sobre Deus entronizado, "que estende os céus como uma cortina" (40:22 KJA). De fato, ele disse: "As minhas mãos estenderam os céus" (45:12). Jó disse: "[É ele] quem estende sozinho os céus" (Jó 9:8). O salmista também falou desse testemunho na criação, "ele estende os céus como uma tenda" (Salmos 104:2 KJA). A noiva é tão amável

---

[15] Anna Anderson. "Van Til's Representational Principle Applied to the Woman", Academia, 16 de dezembro de 2020, p. 19. Disponível em: https://www.academia.edu/44870840 /VAN_TIL_S_REPRESENTATIONAL_PRINCIPLE_APPLIED_TO_THE_WOMAN.

quanto as cortinas do céu, o sinal da paz do sábado (Salomão) que há de vir.[16] A glória do Espírito está com ela. Como Jesus disse: "Algo maior do que Salomão está aqui" (Mateus 12:42). A mulher representa isso, o que a torna tão adorável quanto as cortinas do reino da glória.

A mulher, novamente, nos convida a meditar no Espírito quando diz: "Como uma macieira entre as árvores da floresta é o meu amado entre os jovens. Tenho prazer em sentar-me à sua sombra; o seu fruto é doce ao meu paladar" (Cantares 2:3). Teresa de Ávila praticamente cantou: "Ó almas que praticam a oração, provai todas estas palavras [...]. Oh, que sombra celestial é esta!"[17] Suas palavras nos lembram a resposta do anjo a Maria quando lhe foi dito que ela daria à luz e seria mãe do Filho do Altíssimo: "O Espírito Santo virá sobre ti, e o poder do Altíssimo te cobrirá com a sua sombra; por isso aquele que nascerá será santo e será chamado Filho de Deus" (Lucas 1:35). À luz dessa revelação futura, temos muita coisa reunida neste versículo de Cantares. A linguagem da presença especial do Espírito vem junto nesta ideia de sombra. O grande prazer da noiva em sua sombra é canonicamente colocado entre o "Espírito de Deus pairava sobre a face das águas" na criação (Gênesis 1:2) e esta "cobertura" do ventre de Maria.

Há algumas conexões a serem feitas aqui à luz do trabalho de Richard Whitekettle que examinamos no Capítulo 3, desenvolvendo essa homologia útero/fonte, mostrando que o corpo da

---
[16] Esta conexão é feita em Bernard of Clairvaux, *Sermons on the Song of Songs* (Pickerington: Beloved, 2014) p. 166.
[17] Teresa Avila. "Meditations on the Song of Songs", em The Collected Works of St. Teresa of Avila, vol. 2, trad. Kieran Kavanaugh e Otilio Rodrigues. (Washington, DC: ICS, 1980). p. 248.

mulher, em sua estrutura e função, corresponde à ordem do espaço sagrado levítico.[18] Isso não culminou no seio de Maria, o espaço sagrado para a morada do Filho do Altíssimo? A mulher do Cântico usa essa linguagem de sombra, como se estivesse sentada sob o poder do Altíssimo. Ao contrário da primeira mulher, que comeu do fruto proibido, ela se senta "à sombra da verdade".[19] E "o Senhor dá da macieira"[20] um fruto doce ao seu paladar. Comer este fruto de sua árvore é um sinal de que ela juntou sua voz com o Espírito, como mais tarde seu Noivo significa, dizendo-lhe que sua respiração é como maçãs (Cantares 7:8, NVI).

A sua voz é a da noiva eleita de Cristo, unida ao Espírito, "a igreja da antiga e da nova alianças, assim como o próprio céu, a Mãe de todos os viventes. Cristo, um homem, a Semente da mulher, veio do céu para encabeçar a ascensão celestial de seu povo nupcial. Ele veio da mãe do reino da glória para poder ascender com sua noiva glorificada, para sempre participar da alegria consumada na comunhão com o Deus Triúno".[21] A voz do homem é a do Noivo, o segundo Adão, aquele que é maior do que Salomão. Anderson resume perfeitamente que "a mulher [é] típico-simbolicamente revelada como o reino da ascensão e o homem como o meio de ascensão".[22] E assim o homem deve representar a liderança cruciforme que nosso mediador no pacto da graça estabeleceu

---

[18] Ver Richard Whitekettle. "Levitical Thought and the Feminine Reproductive Cycle: Wombs, Wellsprings, and the Primeval World", VT 46 (1996): 376–91. Ele define homologia como "uma semelhança reconhecida entre dois objetos com base em semelhanças percebidas em estrutura e função".
[19] Teresa de Ávila. *Collected Works*, p. 248.
[20] Teresa de Ávila. *Collected Works*, p. 249.
[21] Anderson. "Van Til's Representational Principle", p. 23.
[22] Anderson. "Van Til's Representational Principle", p. 22.

para sua noiva. É uma ordem de amor em que o homem é o primeiro a amar, o primeiro a sacrificar e o primeiro a dar.

Talvez "mãe do reino da glória" soe um pouco desconfortável para você. E talvez você já tenha se sentido incomodado com toda aquela linguagem levítica a que me referi anteriormente. Vemos isso mais tipificado no ventre da Virgem Maria, mas a mulher em Cantares a assume. Ela quer levar seu noivo para a casa de sua mãe (3:4; 8:2). Não vemos nenhuma linguagem paterna em Cantares, apenas uma linguagem materna — o número mágico, sete vezes (1:6; 3:4,11; 6:9; 8:1,2,5). Anderson é novamente útil em esclarecer o significado do texto. Permita-me replicar uma longa citação dela:

> No ponto alfa da criação em Gênesis 1:1, encontramos o reino da glória, os céus. É a esfera criada do Espírito-Glória incriado, a casa real de Deus que irradia sua glória (Isaías 66:1; Atos 7:49), na qual Deus entra após a obra da criação. A partir desse reino sagrado, Deus acena para Adão em direção ao céu para passar por provação, subir sua montanha sagrada e receber no próprio Deus sua bem-aventurança e recompensa (Gênesis 2:2,3). Essa esfera é final e decisivamente revelada em termos femininos no Apocalipse. Ela é uma cidade santa que sai do céu, da parte de Deus, como uma noiva adornada para seu marido (21:2). E, mais do que uma noiva, ela é a noiva, a esposa do Cordeiro, a grande e santa cidade montanhosa que desce do céu da parte de Deus (vv. 9,10). Ela é tanto o reino quanto as pessoas desse reino, sua igreja trans-histórica que venceu e tem o direito de comer da árvore da vida, que está no paraíso de Deus (2:7). Esta cidade nupcial murada é o próprio reino da glória de Gênesis 1:1, a esfera do descanso sabático estendida na

aliança das obras. É a promessa da vida eterna — isto é, a promessa do próprio Deus em um reino além de Satanás e da ameaça do pecado, sofrimento e morte.[23]

Como a noiva de Cantares e Apocalipse, devemos unir nossas vozes à do Espírito, chamando nossos "irmãos e irmãs que se apegam firmemente ao testemunho de Jesus" (Apocalipse 19:10) para que venham: "Vinde!" (Apocalipse 22:17).

Uma voz que reverbera

A voz da mulher, a Sulamita, em Cantares, reverbera nas vozes de outras mulheres no Novo Testamento. É fascinante como essa música é cantada novamente. As três Marias do Novo Testamento ampliam esse retrato da mulher como mãe, irmã/amiga e noiva.[24] Anteriormente, vimos um pouco da reverberação de Maria, a mãe de Jesus, como uma tipologia de espaço sagrado, o reino da glória, casa da mãe. Os católicos romanos tendem a adicionar uma interpretação mariana a Cantares, vendo paralelos entre o amado como a igreja de Israel, e Maria como um tipo da igreja como mãe virgem.[25]

É apropriado que vejamos reverberações no evangelho do discípulo amado, João. Ann Roberts Winsor escreveu um livro fascinante sobre as alusões ao Cântico dos Cânticos no quarto evangelho.[26] O livro começa com um capítulo sobre João 12:1-

---

[23] Anderson. "Van Til's Representational Principle", p. 17, 18.
[24] Agradeço a Anna Anderson por fazer esse contato comigo.
[25] Para um comentário fiel a essa abordagem, ver GRIFFITHS, Paul J. *Song of Songs* (Grand Rapids: Brazos, 2011).
[26] Ann Roberts Winsor. *A King Is Bound in the Tresses: Allusions to the Song of Songs in the Fourth Gospel*, Studies in Biblical Literature 6 (New York: Lang, 1999).

8, observando as alusões a Cantares, incluindo cabelo, um rei reclinado, óleo de nardo precioso, pés e perfume, no relato de Maria de Betânia usando seu cabelo para ungir os pés de Jesus com óleo caro.

Conhecemos Maria como irmã de Marta e Lázaro, a quem Jesus ressuscitou dos mortos, e amiga de Jesus. Winsor observa a dificuldade interpretativa desse texto, pois os comentaristas tentam entender por que Maria estava usando o cabelo para esse ato expressivo. Aqui estava uma mulher respeitável soltando o cabelo em uma sala cheia de homens para fazer algo para o qual uma toalha funcionaria muito melhor. E, no entanto, Winsor observa que faz todo o sentido quando você percebe que João estava ativando outro texto aqui do Antigo Testamento.[27] Embora o cabelo raramente seja mencionado nas Escrituras, especialmente no Antigo Testamento, Cantares possui cinco referências a ele (4:1; 5:11; 6:5; 7:5). O cabelo da mulher é mencionado duas vezes em Cantares 7:5. Aqui, ouvimos a voz do noivo: "Sua cabeça te coroa como o Monte Carmelo, o cabelo de sua cabeça como um pano púrpura — um rei poderia ser mantido cativo em suas tranças". Winsor diz: "A menção incomum do cabelo esvoaçante da mulher em Cantares 7:5 e do cabelo aparentemente solto de Maria de Betânia em João 12:3, em ambos os casos com o rei como objeto da 'ação' do cabelo, sugere uma ligação alusiva entre os textos."[28] Winsor enfatiza que o jogo de palavras está sugerindo que o rei está literalmente amarrado, ou "vinculado", por seu cabelo. Ela nos leva a João 18:12 e 18:24, onde vemos Jesus realmente amarrado quando foi preso.[29]

---

[27] Ann Roberts Winsor. *A King Is Bound in the Tresses*, 20.
[28] Ann Roberts Winsor. *A King Is Bound in the Tresses*, 22.
[29] Ann Roberts Winsor. *A King Is Bound in the Tresses*, 22.

João estava fazendo um *cover* do Cântico! E, como foi recantada, Maria, a irmã em Betânia, ungiu Jesus para seu próximo sepultamento com seus cabelos. Quando vemos o Cântico ativado, todos os nossos sentidos também são ativados. Temos esse visual sensual dos cabelos esvoaçantes de Maria, o toque deles nos pés do Rei, o sabor da hora do jantar à mesa e o cheiro de perfume caro enchendo a casa. Não vemos também em Maria a imagem da absoluta liberdade de pertencer? Ela solta o cabelo e "lava" os pés dele. Ela sabe o custo. No ato de ungir seus pés com este nardo caro, ela prefigura a glória da morte de Cristo que ele estava prestes a morrer. Ela, portanto, modela o custo e o fruto de ser livre para os outros. "Enquanto o rei estava em seus aposentos, o meu nardo espalhou sua fragrância" (Cantares 1:12, NVI). E Jesus é cativado por esta imagem de sua irmã-noiva valorizando-o, sabendo que ele literalmente ficará ligado a ela. Ele diz que o cabelo dela é como um pano roxo, como o de sua rainha.

Uma voz transformadora

Embora eu já tenha dedicado algum tempo à cena da ressurreição em João e sua conexão com Cantares, devemos retornar[30] para observar esse tema de um outro ângulo. Winsor aponta "saliências no texto" — algo que não faz sentido à primeira vista, fazendo com que o leitor pare e pergunte por que está ali.[31] A segunda saliência foi um verdadeiro tesouro para mim, depois de todo aquele trabalho sobre o desejo no Capítulo 4. Um dos solavancos já cobrimos. Em João 20:17, Jesus disse a Maria Madalena que não se apegasse

---

[30] Você vê o que eu fiz lá com a palavra *retorno*? Continue lendo.
[31] Winsor. *A King Is Bound*, p. 37.

a ele. Winsor nota a estranheza de isso ter sido dito sem nenhuma referência prévia a Maria tocando-o. Que indicação temos para essa resposta? A resposta está em Cantares, é claro, pois já identificamos isso como um eco de Cantares 3:4: "Eu o segurei e não o deixei ir." Mas não identifiquei os solavancos em João 20:14 e 16. No versículo 14, Maria "virou-se" ao ver Jesus e não o reconheceu. Porém, no versículo 16, quando Jesus chamou o nome dela, ela novamente estava "virando-se" ao reconhecê-lo e chamá-lo de *Rabboni*. A palavra repetida chama a atenção do leitor, mas ainda mais pinta uma imagem estranha. Podemos imaginar Maria virando-se uma vez e encarando Jesus. Mas é estranho que ela se virasse novamente quando ele chamasse seu nome. Teria de ser uma virada completa de 360 graus — quase como uma dança de alegria. Pode servir como um momento de conversão para o leitor.[32]

Certamente foi um momento de conversão para mim, trazendo-me de volta ao Cântico, onde vemos todos os tipos de reviravoltas. A mulher canta: "Antes que surja o dia e fujam as sombras, volta, amado meu, e faze-te semelhante ao cervo e ao filhote da corça sobre os montes de Beter" (2:17). Mais tarde, as filhas de Jerusalém perguntam: "Para onde foi o teu amado, ó tu, a mais linda entre as mulheres? Aonde foi o teu amado, a fim de que o procuremos contigo?" (6:1). Além disso, o noivo diz: "Desvia de mim os teus olhos, porque eles me cativam" (6:5). Em Cantares 6:13, as filhas de Jerusalém cantam: "Volte, volte, ó Sulamita; volte, volte, para que a vejamos outra vez" (NVI). E uma segunda parte responde:[33] "Por que vocês olham para a

---

[32] Ver Winsor. *A King Is Bound*, p. 38.
[33] Alguns comentaristas dizem que esta é a voz do noivo, mas há opiniões divergentes.

sulamita enquanto ela se move com tanta graça entre duas fileiras de dançarinas?" (NVT). Winsor também aponta para "Vem" no versículo 7:11 como uma palavra relacionada a virar. E ela diz: "É mais do que coincidência que o chamado das filhas de Jerusalém para a mulher que procura, 'Vire, vire', se aplique de maneira tão estranha a Maria Madalena, a mulher que procura ao se virar."[34]

Anteriormente, discuti a tradução grega do desejo da mulher, o hebraico *teshuqah*, em Gênesis 3:16, como *apostrophē*, significando que a mulher "voltou" ou "retornou" para seu marido. Poderia essa "protuberância" no texto da ressurreição estar ativando mais do que o Cântico, até mesmo a própria narrativa da criação? A realização do desejo chegou a Maria/mulher! E é claro que ela está ansiosa para levá-lo para a casa de sua mãe, como a noiva de Cantares quer fazer quando se apega a ele. Ela finalmente encontrou aquele a quem sua alma ama! Sião está explodindo no jardim, mas ainda não é hora de consumar, pois Jesus diz a Maria para não se apegar a ele, visto que ele ainda não ascendeu ao Pai. Ele tem outra missão para ela, chamar os discípulos como o primeiro arauto das boas novas (João 20:17). *Deixa-me ouvir a tua voz, Maria!* "Os amigos querem ouvir-te", minha noiva (Cantares 8:13)!

Com essas três Marias, vemos um retrato emergente de Sião reverberando em Cantares: mãe de Jesus, irmã/amiga e noiva. Todas se entrelaçam no Cântico, pois cada uma deve ser avaliada à luz das outras. Nós nos encontramos nessas vozes. Além disso, somos como a mulher sem nome no poço em João 4 — a noiva estrangeira que acenou para toda a cidade vir e ver Jesus. Nós somos a Sulamita que encontra paz em seus olhos. João era um cantor do Cântico!

---

[34] Winsor. *A King is Bound*, p. 39.

Voz masculina e voz feminina

Cante comigo

"Deixe-me ouvir tua voz", o noivo acena para a noiva duas vezes em Cantares. A igreja encoraja todo o seu povo da mesma forma como Cristo encoraja sua noiva? Ele diz: "pois a tua voz é doce" (2:14). Entretanto, muitas mulheres na igreja hoje, juntamente com outras pessoas marginalizadas, ouvem a mensagem oposta. São silenciadas, impedidas de contribuir com o coração teológico, criativo e intelectual da vida da igreja. Em Cantares, vemos mutualidade e bela reciprocidade entre a voz masculina e a feminina. Na verdade, a voz da noiva é dominante, tanto abrindo quanto fechando o Cântico. O que isso nos diz sobre liderança? A liderança amplifica a voz dos outros. Incentiva, no verdadeiro sentido da palavra, a: dar coragem e apoio. Além disso, a liderança concede poder, porque reconhece nos homens e nas mulheres a pessoalidade e dignidade e os vê como dádivas. Assim, a liderança investe e facilita a harmonia das vozes do povo de Deus. A liderança diz: *Deixe-me ouvir sua voz*, porque é isso que o amor diz.

Assim como começou, Cantares fecha com um chamado evangélico. E, assim como a voz da mulher abre a canção, ela também a fecha acenando para seu Noivo, chamando-o para as montanhas temperadas que seu próprio corpo representa. Maranata. Cantares chama a todos para Sião, provocando nosso anseio e encorajando nossa esperança. Vemos a voz da mulher funcionando dessa maneira em outras partes das Escrituras. Não esperaríamos isso, ainda mais agora, especialmente dada a revelação do corpo da mulher sendo enraizado em sua representação típica-simbólica da mãe-noiva Sião? Embora externamente a igreja diga que valoriza a voz da mulher, seus princípios governantes muitas vezes a excluem. Ao contrário das vozes dos leigos, as vozes das mulheres leigas são frequentemente limitadas nos círculos intelectuais/teológicos com os quais podem contribuir, aos quais podem ensinar e até mesmo em suas capacidades de falar a verdade como vítimas de abuso. Não apenas isso, mas muitas mulheres lamentam como os homens na igreja são investidos teologicamente mais do que as mulheres. Muitas vezes, tanto na igreja quanto na sociedade, as vozes das mulheres são ouvidas com desconfiança. Alguns dos elementos básicos de nossas qualidades essenciais enquanto pessoas — voz, relacionamento e poder — são atrofiados, negligenciados, ignorados ou simplesmente tirados das mulheres.

Parênteses: o que estou prestes a fazer é um testemunho da suspeita da voz feminina. Quero tranquilizar meus leitores de que não pretendo levá-los à conclusão de que a voz feminina deve dominar a masculina. De jeito nenhum. Não estou construindo um caso para tirar o poder dos homens e dar tudo para as mulheres. Isso seria confundir as coisas — lembrem-se do meu argumento em relação ao *poder para* — e apenas causaria o mesmo problema, só que ao contrário. Não quero me envolver na dinâmica de poder entre homens e mulheres que lamentei no Capítulo 1 — quem domina quem. Estou mais interessada na pergunta: o que isso significa? Visto que o poder é inerente a todo ser humano, devemos começar explicando como nosso poder representa Deus. Orientados dessa forma, entendemos que devemos usar o poder que temos para amar e servir a Deus amando e servindo aos outros. Essa é a verdadeira liberdade. Às vezes, é usando nossas próprias vozes e, muitas vezes, encorajando outras pessoas a usar suas vozes. É como uma música, dinâmica e frutífera. Está bem, agora voltemos à nossa programação.

Voz masculina e voz feminina

Há certas palavras sobre as quais eu anteriormente estava inclinada a evitar falar ou escrever. Uma dessas palavras é *poder*. Eu temia que, ao empregá-la, ou ao falar desse conceito, fosse associada a feministas radicais, teólogas da libertação ou teóricas críticas, recebendo um rótulo em vez de ser ouvida. Todavia, ao passar por algumas cenas noturnas e tentar entender tudo isso, descobri que o poder é inerente a todos nós como seres humanos feitos à imagem de Deus, e devemos falar sobre como o usamos. Não falar sobre isso ajuda a perpetuar o abuso. Ah, *abuso*, outra palavra que antes só usava em casos de agressão sexual ou física. Não mais. O abuso ocorre quando o poder é usado para tirar dos outros o que não é seu. O abuso tira o poder e o arbítrio dos outros. Isso os despersonaliza. Além disso, nunca pensei que usaria a palavra *vítima* para falar de mim. E depois há a palavra *voz*. As mulheres começam a usar essa palavra e têm medo de parecer choronas. Afinal, você não ouve homens falando sobre não serem ouvidos.[35]

Nesta seção prática do capítulo, gostaria que os líderes da igreja refletissem sobre se a cultura de suas igrejas inibe as vozes dos outros — seja com base em gênero, etnia, classe, idade ou outros fatores de marginalização. Todo o povo de Deus constitui a noiva de Cristo. Ele quer nos ouvir. Os líderes de sua igreja equipam toda a noiva para isso? Eles ouvem tanto quanto falam? Oferecem oportunidades e encorajamento para facilitar a diversidade entre os professores da igreja — tanto formal quanto informalmente? Como são seus estudos bíblicos, suas escolas dominicais e seus pequenos grupos — todos eles são baseados em palestras, onde os congregantes estão apenas ouvindo, ou há oportunidades para

---

[35] A menos que sejam minorias étnicas, que compartilham algumas dessas mesmas preocupações.

ouvir suas opiniões e perguntas em discussão? Em caso afirmativo, diversas vozes ficam confortáveis e são encorajadas a participar? Os irmãos e as irmãs são revigorados para edificar uns aos outros na fé com suas vozes no relacionamento e na vida diária — eles sentem a honra e o peso dessa responsabilidade do ofício geral do cristão sob o ofício especial do ministério da Palavra? Qual é o fruto da Palavra pregada em sua igreja — é recebido, usado, retribuído e multiplicado por seus ouvintes? A igreja é uma habitação de vivacidade? Em outras palavras, o corpo de sua igreja vive de acordo com a realidade de seu *telos*?

Também gostaria de tocar no assunto do abuso, pois está relacionado a tirar a voz dos outros. Como alguém que teve de falar como vítima de abuso espiritual, encontrei-me em uma posição vulnerável, confrontando os oficiais da igreja sobre como um estranho vê a igreja, como uma vítima é impactada pelas decisões e pelos processos do sistema e como até a justiça é percebida. Tem sido uma experiência reveladora. Infelizmente, alguns líderes são simplesmente abusivos — usando suas próprias vozes de poder para xingar, intimidar, envergonhar, silenciar e caluniar. Essa é a escuridão que não pertence à casa de Deus. Outros revelam sua indiferença para com a dignidade e a pessoalidade dos outros ao não usar a voz para repreender injúrias, assédio e outros abusos. O sobrevivente do Holocausto Elie Wiesel disse bem: "O que mais machuca a vítima não é a crueldade do opressor, mas o silêncio do espectador."[36] Os abusadores abusam porque podem — existe uma cultura que permite isso. Não usar a voz quando a dignidade e a pessoalidade de outras pessoas são afrontadas é alimentar o abuso.

---

[36] Citado em Carol Rittner e Sondra Meyers. *Courage to Care: Rescuers of Jews during the Holocaust* (Nova York: NYU Press, 1986) p. 2.

Voz masculina e voz feminina

Confrontar o abuso é um ato vulnerável. A vítima fala de uma posição exposta. E, se esse confronto está ocorrendo na igreja, ela está fazendo isso como alguém que respeita o ofício do ministério e o relacionamento com essas pessoas. Ela muitas vezes se coloca em uma posição em que encontrará silêncio, expressões pessoais de cuidado que contradizem as ações autoritárias coletivas, descrença, minimização, retraumatização ou até mesmo virar a mesa para culpar a vítima. Nossos objetivos no confronto devem ser maiores do que a justiça básica que precisa ser cumprida. Estou escrevendo sobre isso agora porque meu objetivo é que as igrejas e denominações se antecipem a esse abuso, aprendam sobre isso, treinem pastores e forneçam um meio para as vítimas se comunicarem, compartilharem suas histórias, serem cuidadas e construírem uma cultura mais saudável e amorosa. Muitos casos de abuso se tornaram públicos nos últimos anos. A igreja precisa de uma reforma na prevenção, no reconhecimento e no tratamento do abuso. Comece valorizando as vozes de suas mulheres.

Para crescer no amor nessa área, os líderes precisam começar a estender a mão e ouvir sobre como suas ações, mesmo por justiça, afetam as vítimas. Como eles tratam as mulheres que lhes contam a verdade? Eles a veem como uma dádiva? Ou como uma ameaça? Tenho refletido muito sobre as formas que quero usar minha voz como vítima e como isso é vulnerável e difícil, enquanto encorajo outras pessoas a fazerem o mesmo. Mas toda a razão pela qual me encontrei nesta cena noturna é porque tentei usar minha voz teologicamente para ajudar a igreja. Fui tachada de perigosa. Certamente, as igrejas precisam estar vigilantes em guardar a ortodoxia. Temos nossas confissões de fé que nos ajudam nessa área. Não estou dizendo que todas as opiniões e ensinamentos tenham igual validade. Há uma diferença entre crítica e supressão ou abuso. Não criticar o ensino errôneo também é sinal de desvalorização de uma voz. Mas como tratamos aqueles de quem discordamos dentro dos limites de nossas confissões? Não temos nada a aprender com os outros? Perdemos nossas vozes se cantarmos juntos?

E ainda assim cantamos, porque nossas vozes e o poder por trás delas representam nosso Deus. Não apenas isso, mas ele as ouve. Ele clama por nossas vozes. É por isso que começamos com uma oração àquele que nos deu voz e quer que saibamos de sua presença conosco. E se começarmos respondendo a Jeremias 33:3 e realmente acreditando nisto: "Clame a mim e eu responderei e lhe direi coisas grandiosas e incompreensíveis que você não conhece"?

QUESTÕES PARA DISCUSSÃO

1. De que maneira a voz da mulher é dominante no Cântico dos Cânticos?

2. Quais são alguns sinais possíveis para discernir se sua voz está se unindo ao Espírito e ao reino da glória, ou a Satanás e a uma glória estranha de um reino profano?

3. Faço muitas perguntas na parte "Cante comigo" deste capítulo. Volte e reflita sobre algumas delas. Seria bom que os oficiais da igreja e os demais membros discutissem algumas dessas perguntas juntos.

CONCLUSÃO

Imaginação escatológica[1]

---
[1] Peguei emprestado este título de Trevor Hart. "Eschatological Imagination", *Transpositions: Theology, Imagination and the Arts* (blog), 29 de abril de 2011. Disponível em: http://www.transpositions.co.uk/eschatological-imagination/.

O Cântico dos Cânticos está repleto de coisas humanamente incompreensíveis que precisamos conhecer. Coisas que jamais poderíamos imaginar por nós mesmos. Coisas que só conseguimos entender por meio da nova vida do Espírito. Voltar à música "Imagine" de John Lennon depois de cantar o Cântico dos Cânticos revela a falta de imaginação nas letras do primeiro. Infelizmente, muitos cristãos leem as Escrituras sem imaginação — como se não houvesse realidades celestiais trabalhando concretamente através do texto em nossa vida hoje. Eles leem com métodos metafísicos e críticos modernos, acreditando que estão sendo fiéis ao sentido claro do texto. Certamente não queremos incorporar um significado ao texto oficial da Escritura que não existe, mas nossas boas intenções muitas vezes não levam em consideração a providência de Deus na autoria divina.[2] Ler Cantares dessa maneira é lê-lo como se não houvesse céu; é lê-lo como se não fizesse parte do cânone das Escrituras.

Agora que provamos o vinho novo, não podemos voltar atrás. Vimos que citações intertextuais, alusões e ecos que nos apontam a metanarrativa escatológica na Palavra de Deus são dons descobertos do Autor divino, não imposições ou meras especulações. Eles compõem as joias preciosas incrustadas em nosso vestido nupcial.

Na introdução, pedi que você imaginasse o céu e a terra se unindo. Bem, na realidade, eles se uniram de fato! E a tipologia do homem e da mulher sempre contou essa história. Todo o Antigo Testamento está construindo nosso anseio e apontando para essa verdade. Em Jesus Cristo, o céu encontra a terra. Como disse o

---

[2] Ver Hans Boersma. *Scripture as Real Presence: Sacramental Exegesis in the Early Church* (Grand Rapids: Baker Academic, 2017).

bispo Atanásio de Alexandria, do século 4: "A autorrevelação da Palavra está em todas as dimensões — acima, na criação; abaixo, na Encarnação; nas profundezas, no Hades; em largura, em todo o mundo. Todas as coisas foram preenchidas com o conhecimento de Deus".[3]

Imagine ler as Escrituras e viver nossa vida com esses olhos. Isso é o que Jesus mandou seus discípulos fazerem ao revelar essa hermenêutica a eles no caminho de Emaús. Todavia, mesmo que seus corações estivessem queimando, ele ainda tinha de dar-lhes olhos para ver, e ele o fez através da Palavra proclamada, da hospitalidade e da comunhão à mesa, e do sacramento do pão e do vinho. Ele atingiu todos os sentidos enquanto se revelava, presente com eles. Ele faz o mesmo com todos os seus discípulos amados. Reunimo-nos para receber a Cristo e todas as suas bênçãos no início de cada semana, o céu e a terra se unindo, o futuro interrompendo o presente.

Como os discípulos no caminho de Emaús, podemos ter a Palavra de Cristo e ainda perder a própria Palavra. Como resultado, não conseguimos articular adequadamente nossos desejos e entender nossos próprios sofrimentos. Perseguimos amantes falsificados. Desvalorizamos a vida. Nós estereotipamos nossa sexualidade. Nossas ideologias não podem nos dar a paz que buscamos. Então chegamos a Cantares, e ela convoca nossos desejos mais profundos dentro de nós. Esse livro entrelaça toda a tapeçaria da história do povo de Deus, as palavras dos profetas e os escritos de sabedoria, revelando para o que fomos criados e, portanto, a imagem da bem-aventurança final. Vemos que ansiamos pela

---

[3] Atanásio de Alexandria. *On the Incarnation*. Trans. Penelope Lawson, n.p., (England: Pantianos Classics, 1944) p. 32.

visão beatífica — contemplar a face do Noivo. Cantares encena a retomada como o último corredor em um revezamento — pegando o bastão que foi passado por seus companheiros de equipe, enquanto corre com os olhos na linha de chegada, para Jesus: ele é nossa recompensa, o nosso fim. Nesse sentido, podemos dizer que Cantares é apocalíptico — ele rasga o véu. Temos toda a metanarrativa concentrada. Nossos sentidos são despertados e nossa imaginação é ativada. Com um gole desse vinho novo, vemos quão reducionistas e mundanos são nossos pontos de vista sobre nós mesmos e os outros, mesmo na igreja. Nossas próprias histórias são expostas como pequenas e vazias.

Nossa limitação como criaturas nos impede de compreendê-lo plenamente. Como poderíamos conhecer exaustivamente o amor de Deus por seu povo? Não podemos; mas podemos começar a conhecê-lo. E estamos sedentos por isso. Cantares está no cânone da Palavra de Deus porque Deus quer se revelar a nós e se deleita em seu povo. Não deve ser lido empiricamente como uma espécie de manual sobre virgindade e casamento. O Cântico explica coisas espirituais para pessoas espirituais (1Coríntios 2:13). Essas coisas são encarnadas no homem e na mulher, com toda a natureza se unindo. Então, todos os outros assuntos se encaixam. Em Jesus Cristo, o céu e a terra se unem — ele deixa a "casa de sua mãe", o reino celestial, para se apegar à sua noiva e conduzi-la aos seus aposentos (Gênesis 2:24).

Unindo nossos dois mundos

O Cântico dos Cânticos une nossos dois mundos, o visível e o invisível. E isso inflama nossa imaginação escatológica. Se não imaginarmos o céu, como John Lennon sugere, então perdemos nossa imaginação — perdemos nossa capacidade de ver todos os tesouros e ver como eles pertencem ao vestido. Trevor Hart explica:

> Em questões de escatologia, como em outros lugares, Deus torna a si mesmo e seus propósitos e suas promessas conhecidos não baixando um pacote de dados factuais digitalizados, mas levando nossa imaginação cativa, elevando-nos através da leitura cheia do Espírito para "ver" e "provar" a substância das coisas que está muito além de nosso alcance adequado, e nos chama, por sua vez, responsavelmente a imaginar mais longe, permitindo que nossas extrapolações e ornamentações (que devidamente assumem uma forma dinâmica "vivida") sejam guiadas e testadas pelas trajetórias dos divinos protótipos decorados. As trajetórias ao longo das quais viaja a imaginação escatológica cristã são de fato definidas, com segurança, na própria Escritura, o que a encoraja a extrapolar tanto positiva quanto negativamente a partir de características da vida no aqui e agora.[4]

São as realidades celestiais que moldam a maneira como entendemos o mundo. Essas verdades provocam admiração, gratidão e imaginação para viver à luz de sua certeza. Participamos dessa imaginação escatológica juntos como igreja. E temos a liturgia do culto corporativo que nos recalibra para essa trajetória.

Mas o que tudo isso tem a ver com a reforma sexual? Você não consegue ver? Nosso corpo não é meramente biológico. Sabemos disso intuitivamente. É por isso que o abuso sexual é tão traumático — é uma violação profunda da pessoalidade e de nosso valor eterno. Nossos corpos não são meramente terrenos; eles

---

[4] Trevor Hart. "Eschatological Imagination."

Imaginação escatológica

fazem parte das trajetórias de protótipos divinamente decorados! Temos uma alma unida ao nosso corpo. Algo visível e invisível está representado em nosso ser. Nosso corpo é teológico. E devemos ser teólogos, conhecendo o verdadeiro Deus que nos criou. Como diz Timothy Tennent: "Para simplificar, uma teologia do corpo significa que entendemos o corpo não apenas como uma categoria biológica, mas, acima de tudo, como uma categoria teológica, projetada para os propósitos reveladores e salvadores de Deus".[5] Isso abre nossa imaginação para contemplar a glória de Deus e a glória na qual ele fez homem e mulher.

Apesar do ditado, focar nas realidades celestiais e no nosso verdadeiro *telos* traz *muitos* benefícios terrenos, uma vez que orienta nossos desejos a partir de Cristo, por meio de Cristo e de volta a Cristo (Romanos 11:36). Lemos melhor a sua Palavra, pois não se trata apenas de examinar um texto usando métodos empíricos, mas de buscar a sua presença nele. Percebemos que a compreensão é um dom do seu Espírito. Vemos nosso próprio corpo de maneira diferente, pois ele deve abrigar o Espírito Santo. Olhamos uns para os outros de maneira diferente, como pessoas inteiras com quem devemos desfrutar juntos da comunhão com o Deus trino. Levamos o pecado a sério e, sob o reino da graça, nos arrependemos, voltando nossos olhos para Cristo. Queremos usar nossa mente e nosso corpo para servir a ele e uns aos outros. Exercemos empatia porque entendemos os efeitos da Queda e do sofrimento antes da glória. "Falai e procedei como quem há de ser julgado pela lei da liberdade" (Tiago 2:12). Compartilhamos a Palavra de Deus com mais expectativa. Levamos a sério a grande honra e

---

[5] Timothy C. Tennent. *For the Body: Recovering a Theology of Gender, Sexuality, and the Human Body* (Grand Rapids: Zondervan Reflective, 2020) p. 14.

responsabilidade de proclamar a Palavra de Deus uns aos outros, o que Derek Taylor explica ser "o que acontece quando a Palavra de Deus nas Escrituras se torna concreta aqui e agora".[6] Cristo nos é dado através disso, e, portanto, nossa ética é transformada.

O homem, na sua tipologia, mostra-nos que essa transformação se baseia no amor do segundo Adão, expresso na doação sacrificial. A mulher, em sua tipologia, direciona nosso foco para o céu. Ela nos coloca em movimento, e é isso que a noiva do Cântico faz.

Como trazemos essa realidade celestial para nossa vida agora? Podemos começar reconhecendo que tanto homens quanto mulheres precisam de arbítrio. Ambos os sexos são potentes. Ambos são benevolentes. Ambos são dádivas. Ambos já estão inteiros em Cristo. A forma como nos relacionamos é baseada no amor de Cristo, nosso Noivo, nosso Irmão Mais Velho, nosso Amigo. A chamada masculinidade madura reconhece a necessidade da contribuição das mulheres além da esfera doméstica (na qual os homens também servem domesticamente). Tanto as vozes masculinas quanto as femininas participam da imaginação escatológica, que inclui diversas formas de contribuir formal e informalmente à medida que os discípulos participam da vida teológica da igreja. Nossas tipologias são descritivas, contando a história do amor esponsal de Deus. Embora nos dirijam, não são rigidamente prescritivas — daí nosso exemplo anterior de que, embora a mulher em sua tipologia represente a paz de segunda ordem, Débora (e Jael) não pecava como aliada na guerra. O mesmo ocorre com a mulher que bravamente interveio para negociar com Joabe

---

[6] Derek W. Taylor. *Reading Scripture as the Church: Dietrich Bonhoeffer's Hermeneutic of Discipleship* (Downers Grove: IVP Academic, 2020) p. 178.

enquanto ele liderava um cerco à cidade dela. Ela o convenceu de que ele não queria "destruir uma cidade que é mãe em Israel" (2Samuel 20:19). Ela então aconselhou o povo de sua cidade a procurar o rebelde Seba, cortar sua cabeça e jogá-la por cima do muro da cidade. Ela foi chamada de sábia (2Samuel 20:16). Ela não foi acusada de "tentar usurpar a autoridade masculina". Que tal mostrar reciprocidade?

As trajetórias de nossos relacionamentos se encaixam em nossa representação típico-simbólica como homem e mulher. As mulheres são filhas, irmãs, tias, esposas e mães. Os homens são filhos, irmãos, tios, maridos e pais. Vidas solteiras e santas apontam para aquele anseio pela vinda de nosso Noivo, enquanto representam que são pessoas inteiras nele, não em outro, não em um papel que desempenham. Os solteiros também representam aquele atributo relacional entre si que se estende para a eternidade: irmãs e irmãos.

Casais retratam o amor exclusivo da aliança de Cristo e sua noiva, e é por isso que apoiamos o casamento entre um homem e uma mulher, como disse antes. A distinção sexual é significativa na união de uma só carne, pois demarca essas outras distinções: criador/criatura, terra/céu, visível/invisível. E, no entanto, não nos casamos simplesmente com qualquer pessoa do outro sexo. Quem se casa encontra um significado particular naquela pessoa que escolheu como esposo, como uma pessoa irrepetível em quem se deleita. Da mesma forma, o amor eletivo de Deus por seu povo não é arbitrário.[7] Esse ponto também valoriza nossas amizades, nosso trabalho e nossos parceiros de ministério. Nossos corpos,

---

[7] Não é baseado em nenhum bem que ele vê em nós, mas "pelo imenso amor com que [ele] nos amou" (Efésios 2:4).

todas as nossas pessoalidades são dádivas concedidas com dignidade por Deus. É por isso que promovemos a santidade uns nos outros em todos os nossos relacionamentos.

E a nossa tipologia fala ainda da questão da valorização da vida pré-natal. O útero representa a plenitude da vida, o santuário interior do reino divino. No ato de dar à luz, a mulher tipifica o nascimento da igreja através do sofrimento messiânico. O útero é um protótipo dessa verdadeira cidade fortificada, e os gritos de uma mãe em trabalho de parto são prolépticos de Cristo na cruz — significando o surgimento da igreja desde o ventre da aurora (Salmos 110:3). Isso não torna supérflua a questão de quando a vida começa? Quando uma mulher perde a menstruação, suas "águas são limitadas" em certo sentido, para nutrir a vida e não fluir novamente até o nascimento. Não vemos nisso a valorização de Cristo por seu povo, que, nascido de uma mulher, assumiu a vida humana para que os céus gerassem a igreja por meio da agonia do Filho do céu?[8] Somos chamados a essa valorização de vida! Somos chamados até a sacrificar nosso próprio corpo para alimentá-lo. Somos chamados a confiar nas obras internas invisíveis de Deus em nosso útero, "o lugar em que Deus origina [...] vida, o local de trabalho secreto do Todo-Poderoso".[9] Além disso, a compreensão metafísica da unidade de nossa alma e corpo aumenta o valor dos bebês ainda não nascidos. A Escritura não nos diz em que ponto da gravidez o corpo e a alma do bebê se unem, porque a separação de nosso corpo e alma significa a morte. E sabemos que, quando morremos, nossa alma está com o Senhor. E, no

---

[8] Agradeço a Anna Anderson por contribuir com meus pensamentos nesse ponto.
[9] Leland Ryken; James C. Wilhoit; Tremper Longman III. eds., *Dictionary of Biblical Imagery* (Downers Grove: IVP Academic, 1998) p. 962.

entanto, nosso corpo ainda geme com a terra, esperando aquele grande dia em que nosso Noivo virá para nós, introduzindo os novos céus e a nova terra; glorificando nosso novo corpo, reunido com nossa alma; cantando as núpcias escatológicas preludiadas no Cântico dos Cânticos.

Restaurando a dignidade e pessoalidade de homens e mulheres

A reforma sexual na igreja não é primariamente sobre homem ou mulher. Estamos reformando nossa própria compreensão de quem é o Deus trino e o fim de suas obras na criação. O homem e a mulher são feitos à imagem de Deus; portanto, Deus deve ser o fim último de nossa sexualidade. Antes de discutir o amor de Deus por seu povo e suas obras fora dele, temos, como Scott Swain descreve, "algo dentro do próprio Deus, a saber, as três pessoas da Trindade e sua vida eterna e mútua de conhecimento e amor".[10] Na introdução, eu disse que esperava que o maior aprendizado para o leitor fosse a reverência de contemplar nosso Deus. Esse é o nosso fim. Como explica Swain:

> A nossa salvação está finalmente ordenada a Jesus, o Filho amado de Deus, o supremo bem-amado eternamente pelo Pai no Espírito, o fim último designado pelo Pai no Espírito em seu decreto eterno, o fim último para o qual o Pai no Espírito move todas as coisas em sua providência. Todas as obras externas de Deus e a própria nova criação são um teatro para a sua

---

[10] Scott R. Swain. *The Trinity: An Introduction, Short Studies in Systematic Theology* (Wheaton: Crossway, 2020) p. 124.

glória, "para que em tudo tenha o primeiro lugar (Colossenses 1:18), "para a glória de Deus Pai" (Filipenses 2:11).[11]

O Deus trino é um Deus pessoal que está em comunhão pessoal e perfeita consigo mesmo. Ele não precisa nem se beneficia da comunhão conosco, no entanto, nos vivificou em Cristo "pelo imenso amor com que nos amou" (Efésios 2:4). Seu amor transborda de quem ele é. Swain continua:

> Deus — que, na eternidade, coroa seu Filho amado no Espírito — cria, redime e consuma o mundo para que possa, no tempo, coroar seu Filho amado no Espírito, instalando-o como "o mais exaltado dos reis da terra" (Salmos 89:27), o herdeiro das nações (Salmos 2:8); a cabeça do corpo (Efésios 1:22-23); e o marido da noiva (Efésios 5:32): "o mais formoso dos filhos dos homens" (Salmos 45:2), o objeto mais adorável, desejável e satisfatório de todos os amores, desejos ou satisfações. Não há bem maior, não há fim superior.[12]

É por isso que Jesus orou para que víssemos sua glória (João 17:24-26). É o nosso bem maior! Observei que ele orou como se já estivesse no céu, ansiando por aquele grande dia de coroação e consumação em que o Pai o coroará, e que sua noiva é a coroa com a qual ele será coroado. Que maravilha imaginar! Jesus estava orando para que conhecêssemos o Pai, pois nesse conhecimento amaremos o Filho como o Pai o ama, e ele habitará dentro de nós. Vale a pena repetir Kelly Kapic novamente aqui: "Em Jesus, Deus atualiza seu chamado para que entremos em comunhão com ele

---

[11] Scott R. Swain. *The Trinity*, p. 125.
[12] Scott R. Swain. *The Trinity*, p. 126.

por meio do Filho e do Espírito."[13] Somos pessoas feitas para a comunhão pessoal com um Deus pessoal. Swain nos lembra que "meu Pai é glorificado nisto: em que deis muito fruto; e assim sereis meus discípulos (João 15:8,11)".[14]

Nosso *telos* simboliza nossa dignidade e pessoalidade. Deus ama cada um de seu povo. Portanto, assim como não podemos resumir Cantares a um manual horizontal de amor e sexo, não podemos resumir nossa sexualidade sob o peso das convenções culturais. A igreja incorporou uma antropologia aristotélica com um pietismo sem amarras que perde o que o papa João Paulo II chamou de a própria "glória do corpo humano diante de Deus" e a "glória de Deus no corpo humano, por meio do qual a masculinidade e a feminilidade se manifestam".[15] Perdemos de vista nossa dignidade e pessoalidade como seres humanos únicos criados à imagem do Deus trino para comunhão pessoal com ele e uns com os outros. Como diz Anna Anderson: "Somos diversos e não podemos ser reduzidos a uma lista de abstrações." Homens e mulheres não são categorias abstratas, mas pessoas. "Essas abstrações escravizam, mas nossa sexualidade vista escatologicamente nos liberta para seguir em frente em liberdade e não cair sob o peso dos costumes culturais."[16] Ela acrescenta que não podemos ter essa piedade cristã clássica baseada na polaridade sexual e na complementaridade integral que entende nossa sexualidade como ancorada na escatologia. A primeira é uma abordagem que vem

---

[13] Ver Kelly Kapic. "Anthropology", em *Christian Dogmatics: Reformed Theology for the Catholic Church*. Ed. Michael Allen e Scott R. Swain. (Grand Rapids: Baker Academic, 2016) p. 167.
[14] Scott R. Swain. *The Trinity*, p. 126.
[15] Ver João Paulo II. *Man and Woman*, TOB 57:3, p. 353.
[16] Anna Anderson. Comunicação pessoal.

debaixo; a outra, uma abordagem que vem do alto. Esta última enfatiza os arquétipos à luz da metanarrativa pela graça de Deus para impulsioná-la. "Uma leva à vergonha e a outra, à glória."[17]

E é aí que começa a reforma sexual, olhando para a glória do Deus trino, compartilhando o amor do Pai pelo Filho por meio do Espírito. É assim que imaginamos Deus. É aí que encontramos não apenas paz, mas verdadeiro deleite. Nossa sexualidade significa o dom do amor do Pai pelo Filho ao dar-lhe uma noiva. E isso delineia o amor esponsal de Deus por seu povo.

Bênção escatológica

Desejamos ser abençoados por Deus, ser guardados pelo Senhor até o fim, para contemplá-lo, para que seu rosto faça o nosso brilhar com seu esplendor ao se voltar para sua noiva e possamos nos unir ao Pai em amar o Filho pelo Espírito.

Os salmos de ascensão ecoam nossa esperança escatológica e despertam nossa imaginação escatológica. O salmo 121 destaca Cristo como nosso guardião. Começa com a nossa esperança: "Elevo meus olhos para os montes" (v. 1). Sião está imediatamente em mente. E. W. Hengstenberg explica que esse salmo deve ser lido em conjunto com o salmo 122. Ambos são provavelmente canções de peregrinos cantadas no final de sua jornada, naquela vigília da última noite, antes de se deitarem para descansar de todas as suas viagens. O salmo 121 era cantado quando os peregrinos podiam ver as montanhas de Jerusalém a distância. Ele escreve que o salmo 122 seria cantado na próxima estação, quando chegassem aos portões da cidade. Eles o cantavam "quando os

---

[17] Anna Anderson. Comunicação pessoal.

comboios sagrados de peregrinos chegavam aos portões de Jerusalém e paravam com o propósito de se formar em ordem para a procissão solene no Santuário [...] salmo 134". O que vemos no salmo 134? Quando termina o chamado para o culto noturno, vemos uma bênção: "De Sião te abençoe o Senhor, que fez os céus e a terra" (v. 3). É isso que ansiamos.

Jesus Cristo nos "mantém" em nossa peregrinação para nossa bênção escatológica. Podemos descansar nele. No salmo 121, vemos o Senhor como o guardião de Israel, dizendo: "'Eu te guardo', que foi dirigido ao patriarca enquanto ele dormia em sua peregrinação: e isto também, 'ele não dorme nem cochila', é visto em sua verdadeira luz."[18] Esses salmos são ecoados em Cantares. Existem as reverberações de portão, sombra, Sião, montanha, sol castigando de dia, noite, paz, prosperidade, amor, muros e o Senhor nos abençoando de Sião.[19] No relato da criação, lemos que Deus colocou o homem no jardim para cultivá-lo e guardá-lo (Gênesis 2:15). Adão deixou o mal entrar no portão, no espaço sagrado — ele dormiu. Ele era o porteiro negligente, ou guardião, das paredes. Satanás estava tentando obter a bênção, subindo a montanha por conta própria? Ele enganou a mulher fazendo-a perder de vista quem ela era e sua vocação como aliada de

---

[18] E. W. Hengstenberg em Charles Spurgeon, *The Treasury of David*, vol. 3 (pt. 2) (1869; repr., Peabody, MA: Hendrickson, 1988), p. 17.
[19] *Portão*: Salmos 122:2; Cantares 7:4,13; *Sombra*: Salmos 121:5; Cantares 2:3; *Sião*: Salmos 134:3; Cantares 3:11; *Montanha*: Salmos 121:1; Cantares 2:17; 4.6,8; 8.14; *Ferir o sol*: Salmos 121:6; Cantares 1:6; *Noite*: Salmo 121:6; 134:1; Cantares 3:1; 5:2; *Paz*: Salmos 122:7,8; Cantares 8:10; *Prosperidade*: Salmos 122:9; Cantares 8:12; *Paredes*: Salmos 122:7; Cantares 8:9,10; *Bênçãos de Sião*: Salmos 134:3; Cantares 5:1b; *Amor*: Salmos 122:6; Cantares 1:16; 2:4,5,10,16,17; 3:1,2,3,4,5,10; 4:16; 5:2,4,5,6,8,9,10,16; 6:1,2,3,4; 7:6,9,10,11,13; 8:4,6,7,14.

Adão em sua missão rumo àquela bênção escatológica. Não havia bênção em pegar o que não era deles, mas maldição. Satanás foi rebaixado o mais baixo possível, imediatamente.[20] Ele não ascenderá. Mas ele não pode ter o povo de Deus. Jesus, o segundo Adão, conduz sua noiva à montanha.

Talvez o autor de Cantares tivesse em mente esses cânticos de peregrinos, aproximando-se da porta de Jerusalém no final do caminho para o santuário, querendo receber essa bênção do Senhor. Porém Cantares vai além desses salmos. A noiva começa pedindo os beijos de sua boca, para ser levada aos seus aposentos, e saber onde ele deixa suas ovelhas descansarem ao meio-dia. Ela nos leva direto à bênção escatológica. Suas carícias são melhores que o vinho. Ela nos leva ao abraço divino. E em Cantares temos a bênção prosopológica do Pai, falando ao Filho e à noiva na consumação do casamento: "Comei, amigos, bebei o quanto puderdes, ó amados" (5:1). Este é o dia pelo qual ansiamos!

Até lá, temos as letras. Podemos experimentar o santo dos santos no coração da Palavra de Deus, cheia de coisas incompreensíveis que precisamos saber. Até lá, cantamos:

> Vem depressa, amado meu,
> e torna-te semelhante ao cervo,
> ou ao filhote de gazela saltando
> sobre os montes perfumados. (Cantares 8:14)

Maranata! Vem, Senhor Jesus!

---

[20] Veja Valerie Hobbs. "High Places: A Meditation on Jesus's Healing in Mark 2.1–12", Lamp of the Lamb, 4 de fevereiro de 2021. Disponível em: https://www.youtube.com/watch?fbclid=IwAR04p4kSoYfQxVGyo54gCEOgCtHlYO7QBrqm2AlZ59lwl3ZgT3oHvum9ojU&v=41lu-IhBmmE&feature=youtu.be.

Este livro foi impresso pela Cruzado, em 2023, para a Thomas Nelson Brasil. O papel do miolo é pólen natural 80g/m², e o da capa é cartão 250g/m².